A Messieurs les Membres du Jury de la classe 44 de l'Exposition universelle de 1867.

DE

L'ACIDE PHÉNIQUE

ET DE SES DÉRIVÉS

APPLICATIONS

DE L'ACIDE PHÉNIQUE ET DU PHÉNOL-BOBŒUF

A l'Hygiène, à la Thérapeutique, à l'Industrie et à l'Agriculture.

PRÉSERVATION DES ÉPIDÉMIES

CHOLÉRA, TYPHUS, FIÈVRE JAUNE, VOMITO-NÉGRO, ETC.

GUÉRISON PROMPTE

DES BLESSURES ORDINAIRES, D'ARMES A FEU, DES COUPURES,
BRULURES, PIQURES ET MORSURES VENIMEUSES,
VIRUS, GANGRÈNE, CHARBON, DARTRES, GALE, ETC., ETC.

DOCUMENTS OFFICIELS & AUTHENTIQUES A L'APPUI.

PARIS

IMPRIMERIE CENTRALE DES CHEMINS DE FER

A. CHAIX ET Cie

RUE BERGÈRE, 20, PRÈS DU BOULEVARD MONTMARTRE.

1867.

DE L'ACIDE PHÉNIQUE ET DE SES DÉRIVÉS

APPLICATIONS
DE L'ACIDE PHÉNIQUE ET DU PHÉNOL-BOBŒUF
A l'Hygiène, à la Thérapeutique, à l'Industrie et à l'Agriculture.

PRÉSERVATION DES ÉPIDÉMIES
CHOLÉRA, TYPHUS, FIÈVRE JAUNE, VOMITO-NEGRO, ETC.

GUÉRISON PROMPTE
DES BLESSURES ORDINAIRES, D'ARMES A FEU, DES COUPURES, BRULURES, PIQURES ET MORSURES VENIMEUSES, VIRUS, GANGRÈNE, CHARBON, DARTRES, GALE, ETC., ETC.

DOCUMENTS OFFICIELS ET AUTHENTIQUES A L'APPUI.

A MM. les Membres du Jury de la classe 44 de l'Exposition universelle de 1867, chargés de l'examen des produits chimiques et pharmaceutiques.

MESSIEURS,

Des produits chimiques et pharmaceutiques analogues aux miens étant soumis à votre examen par plusieurs exposants, je viens vous donner quelques explications sur les perfectionnements que, *le premier*, j'ai réalisés pour *l'extraction économique* de ces diverses substances.

Les produits que je soumets à l'examen du jury sont :

1° De l'acide phénique cristallisé ;

2° De l'acide picrique également cristallisé ;

3° Du *phénol sodique* appliqué à la thérapeutique, à l'hygiène, à l'agriculture, à la coloration ainsi qu'à la conservation des bois par injection au moyen du système Boucherie, application qui permettra de doter le peuple de meubles d'aspect plus élégant et moins chers ;

4° Le même phénol spécialement fabriqué et *aromatisé pour la toilette* et les soins de la personne ;

5° Des savons au Phénol.

Tous ces produits, dont les applications, déjà nombreuses aujourd'hui, peuvent se multiplier à l'infini, ont une origine commune. Tous proviennent de la distillation des goudrons de houille.

Tous sont *brevetés*, non-seulement quant à leurs applications, mais encore quant aux modes d'*extraction* et de *préparation*.

Il me suffira, pour faire comprendre l'importance des améliorations introduites par moi, de faire savoir qu'avant l'application de mes procédés par la grande industrie, l'acide phénique, qui se fabriquait seulement dans quelques laboratoires et coûtait (en 1857, 1858, etc.) *cent francs* le kilogramme, ne coûte plus aujourd'hui que *cinq francs* ;

Que l'acide picrique cristallisé, qui se vendait *soixante francs*, ne vaut plus que *douze* et *quatorze francs* beaucoup plus beau et beaucoup plus pur.

Si aujourd'hui l'industrie, l'agriculture, l'hygiène et la médecine doivent à la distillation des goudrons de houille de nouvelles sources de richesses ou de nouveaux moyens de préservation et de guérison, je puis, avec un légitime orgueil, revendiquer l'honneur d'avoir découvert les procédés grâce auxquels l'acide phénique, l'acide picrique, et leurs congénères, autrefois *inapplicables et inappliqués*, à raison de leur prix et des difficultés d'extraction, sont entrés aujourd'hui dans le domaine de la pratique industrielle, agricole et médicale.

Non-seulement j'ai complétement et radicalement modifié les procédés d'extraction de ces précieuses substances,

Non-seulement mes procédés brevetés ont eu pour effet immédiat d'en faire baisser le prix dans des proportions presque fabuleuses,

Mais encore : j'ai été *le premier* à signaler aux corps savants et au public les applications non prévues qui pouvaient être faites, en industrie, en hygiène et en médecine, de l'acide phénique, de ses analogues et de ses dérivés, et notamment du *Phénol sodique*.

Les résultats ont répondu à mon attente. Une longue et sérieuse pratique a confirmé mes prévisions.

Je dois au jury une justification sévère de ce que je viens d'avancer.

Je vais la lui fournir.

Origine de mes découvertes. — Historique de l'acide phénique.
Les anciens procédés. — Les miens.

L'acide phénique fut découvert en 1834 par Runge, qui lui donna le nom d'acide *carbolique*. Il fut ensuite étudié par Laurent, qui substitua à cette première dénomination, capable d'engendrer des confusions avec l'acide *carbonique*, l'appellation d'acide phénique (1) qui est restée.

L'acide phénique se rencontre en assez grande quantité dans les huiles de houille. Il se produit par le dédoublement de l'acide salycilique, sous l'influence de la chaux et de la baryte caustiques; — il se forme aussi, dans la distillation sèche du benjoin, de la résine du *xantorrhea hastilis*, dite gomme jaune; — de l'acide quinique, du chromate de pélosine, de l'huile de *gaultheria procumbens*. — On l'obtient également en faisant passer de l'alcool ou de l'acide acétique dans un tube de porcelaine chauffé au rouge.

De toutes ces substances, il n'y a guère que les huiles de houille auxquelles on puisse sérieusement penser pour la production de l'acide phénique. — Toutes les autres doivent être écartées tant à raison de l'élévation de leur prix que des faibles quantités d'acide qu'elles peuvent produire.

Procédés de Runge.

Pour obtenir l'acide phénique *Runge* traitait une partie spéciale des huiles de houille par un lait de chaux, et formait ainsi un phénate de chaux qu'il décomposait ensuite au moyen de l'acide hydrochlorique ; puis il se livrait à diverses opérations nécessaires pour isoler ensuite l'acide phénique des autres huiles acides avec lequel il se trouvait mélangé.

Le procédé présentait de sérieux inconvénients.

La combinaison de l'acide phénique avec la chaux ne pouvait s'obtenir qu'à l'aide d'une chaleur prolongée.

De là une perte réelle et un grave danger :

Une perte réelle, car si l'opération était faite en vases ouverts pour permettre d'agiter et de mettre en contact les huiles et la chaux, il y avait une déperdition des huiles les plus légères, telles que *la benzine*, *le toluène*, etc., les seules qui eussent alors une valeur commerciale ;

Un danger grave, car, si l'opération se faisait au contraire dans des alambics, il y avait à redouter des explosions et des incendies ; — de plus : l'usure et la détérioration rapides du matériel, produites par l'adhérence du sel de chaux aux parois des chaudières, grevaient de frais onéreux la production.

Ce n'est pas tout : la chaux s'imprégnait de toutes les huiles neutres ou acides avec lesquelles on la mettait en contact et ne donnait, par la décomposition du sel alcalin *imparfaitement formé*, que des produits mélangés dont la purification exigeait des soins minutieux, longs et coûteux.

Procédés de Laurent.

Après Runge, Laurent vint faire connaître un autre procédé dont voici la description :

Il prenait la masse totale des huiles provenant de la distillation des goudrons de houille, — les soumettait à *une nouvelle distillation*, et recueillait seulement *celles qui distillaient entre 150 et 200 degrés*.

Il traitait alors ces huiles spéciales par la potasse caustique concentrée, et de plus en poudre : — il s'emparait ainsi de l'acide phénique contenu dans cette portion d'huile, et en même temps aussi des autres huiles acides qui y étaient également renfermées et qui, comme l'acide phénique, se combinaient avec l'alcali employé.

Il avait, par ce moyen, formé un sel alcalin *solide* et soluble qu'il liquéfiait par l'eau ; mais cette eau ne dissolvait qu'une portion des huiles combinées avec la potasse, et *reconstituait* une grande partie des huiles saponifiables qui venaient surnager au-dessus du phénate alcalin dissous.

(1) Laurent a emprunté cette appellation au mot grec Φαινω, *j'éclaire*, parce que l'acide carbolique ou phénique se trouve surtout dans les résidus de la houille distillée pour obtenir le gaz d'éclairage.

Après avoir rejeté ces huiles, Laurent décantait alors sa dissolution alcaline et la décomposait en y versant de l'acide hydrochlorique.

L'acide hydrochlorique s'emparait de la potasse pour former un hydrochlorate alcalin soluble, et mettait alors en liberté l'acide phénique, ainsi que d'autres huiles acides combinées avec cette potasse.

Ces huiles complexes, moins lourdes que le nouveau sel de potasse formé, venaient ensuite surnager; — il les recueillait; puis, pour ne s'emparer que de l'acide phénique (qui bout entre 186 et 187 degrés de chaleur et dont la densité est de 1,065), et débarrasser cet acide de toutes les autres huiles qui n'avaient pas la même densité, il faisait digérer ces huiles complexes sur du chlorure de calcium; — les soumettait encore à plusieurs distillations nouvelles, ne recueillant, cette fois, que celles distillant entre 186 et 187 degrés de chaleur, et les faisait refroidir lentement. — Il prenait seulement alors les cristaux formés, *constituant l'acide phénique pur*, et rejetait les autres huiles acides incristallisables.

Après cette série d'opérations longues, délicates et coûteuses, Laurent avait enfin de l'acide phénique, mais il n'en avait qu'une quantité représentant à peine le quart des huiles surnageantes recueillies en dernier lieu.

Comme le procédé de Runge, celui de Laurent avait donc encore le double inconvénient de n'arriver à extraire qu'une partie seulement de l'acide phénique contenu dans la masse d'huiles distillée, et de l'obtenir à des prix tellement élevés qu'un usage utile et des applications sérieuses devenaient impossibles.

En effet :

2,000 kilogrammes de goudron de houille donnent à une distillation prolongée trente-six seaux d'huile, pesant chacun 20 kilogrammes environ, — soit, pour la totalité des huiles brutes obtenues, 720 kilogrammes.

Les quatre ou cinq premiers seulement de ces trente-six seaux contiennent des huiles légères,—soit 100 à 120 kilogrammes environ ;—les 600 kilogrammes restants, contenus dans les autres seaux, sont des huiles lourdes.

Voici la densité de ces huiles au fur et à mesure de la distillation :

1er seau ou 20 premiers kilogrammes	. . . .	0,925	
2me » ou 20 kilogrammes suivants	. . . .	0,975	
3me » » »	. . . .	0,981	
4me » » »	. . . .	1,000	(densité de l'eau.)
5me » » »	. . . .	1,003	

A partir de ce 5me seau, les huiles contenues dans les suivants arrivent successivement à la densité de 1,115, densité factice, il est vrai, due à la présence, dans les huiles, de substances étrangères qui les épaisissent et les alourdissent. — Ces huiles renferment une grande quantité de naphtaline et autres produits analogues, si la distillation a été assez poussée pour ne laisser qu'un brai très-sec.

Il ressort donc du tableau ci-dessus que les huiles légères brutes forment seulement les 4 ou 5 trente-sixièmes, soit 15 à 18 0/0 de la masse des huiles provenant d'une distillation de goudrons de houille, et que le surplus $\frac{30}{36}$, soit 82 à 85 0/0, consiste en huiles lourdes.

Les huiles légères distillées à nouveau, pour recueillir celles-là seulement qui passent entre 150 et 200 degrés, fournissent alors des carbures d'hydrogène ayant les densités suivantes :

Huiles passant entre 150 et 160°.	. . . .	0,870
» 160 et 170°.	. . . .	0,880
» 170 et 180°.	. . . .	0,893
» 180 et 190°.	. . . .	0,920
» 190 et 200°.	. . . .	0,961

La densité de ces huiles mélangées ensemble est 0,930, c'est-à-dire un peu supérieure à la densité de celle contenue dans le 1er seau d'huiles légères produites par la distillation de 2,000 kilogrammes de goudrons.

Ce sont donc ces huiles, — les plus légères, — que Runge et Laurent prescrivaient d'employer pour obtenir l'acide phénique, et elles ne forment, je viens de le démontrer, que la TRENTE-SIXIÈME PARTIE *des huiles de houille*.

Je vais maintenant faire connaître au jury les procédés que j'ai fait breveter en remplacement de ceux que je viens d'exposer. La comparaison fera ressortir les résultats obtenus au point de vue d'une production *plus abondante* et *moins onéreuse*.

Procédés Bobœuf.

Au début de mes travaux en 1855, ce que je recherchais surtout, c'était la production la plus abondante, la plus économique et la plus prompte de l'acide phénique et de ses analogues et homologues, pour les convertir en acide picrique. Telle était alors *la seule application* industrielle de l'acide phénique.

Voici les modifications que j'apportai aux procédés indiqués par Laurent. Mes nouveaux procédés, je le sais, sont de beaucoup inférieurs, au point de vue scientifique, à ceux de ce savant, mais ils leur sont aussi infiniment supérieurs au *point de vue industriel*, dont il n'avait point à s'occuper.

Au lieu de traiter par la potasse caustique les seules huiles de houille, *distillant entre 150 et 200 degrés de chaleur*, j'opérai immédiatement sur la totalité des huiles *bien reposées*, provenant d'une distillation, en substituant *la soude* caustique, qui coûte seulement 0 fr. 35 c. le kilogramme, à la potasse qui coûte dix fois plus cher. (Aucun savant, avant moi, *n'avait indiqué* l'emploi de la soude, qu'on ne supposait pas devoir mieux se combiner avec l'acide phénique que l'ammoniaque liquide ordinaire.)

En agissant ainsi on obtient alors *immédiatement* et *sans distillation* non-seulement TOUT L'ACIDE PHÉNIQUE renfermé dans la masse totale des huiles de houille, et non pas seulement l'acide contenu dans la trente-sixième partie, mais on obtient en outre *toutes les autres huiles acides saponifiables* qui, comme l'acide phénique, se transforment également, au contact de l'acide nitrique, en acides dérivés par substitution, ou peuvent servir à cet état naturel à d'autres emplois hygiéniques ou thérapeutiques que *le premier j'ai indiqués*.

Comme on le voit, mon procédé consiste à s'emparer d'abord *instantanément de tout l'acide phénique* qui est contenu dans *toutes les huiles* de houille, au lieu de n'en débarrasser que la *trente-sixième partie*, et à s'emparer ensuite également *de toutes les autres huiles acides saponifiables* (analogues ou homologues à l'acide phénique), et de les transformer également en matière colorante, etc., et ce, *sans aucune de toutes les distillations* ordonnées, distillations qui, je l'ai déjà dit, exposent *à de graves dangers d'incendie*, exigent un matériel fort cher et absorbent *un temps immense*. (Depuis deux ans *quatre* violents incendies ont eu lieu en distillant les huiles de houille ; six hommes ont été brûlés grièvement et quatre sont morts des suites de leurs brûlures.)

La suppression de ces distillations est *tellement importante*, qu'elle permet de produire par mes procédés *dix mille kilos* d'huiles propres à former l'acide picrique ou autre, avant qu'on ait pu obtenir *cent kilos* d'acide phénique pur, et que ces *dix mille kilos* coûtent *moins cher* que les *cent kilos* d'acide phénique obtenus par les autres procédés.

La raison est bien simple, on va la comprendre.

L'acide phénique, *loin d'être une huile légère*, est au contraire *une huile très-lourde*, qui pèse 1,065, c'est-à-dire qui est de 65 grammes par litre plus lourde que l'eau.

Toutes les autres huiles saponifiables sont à peu près dans le même cas et également plus lourdes que l'eau.

Si alors on vient s'emparer de l'acide phénique ainsi que des autres huiles acides saponifiables contenues dans la masse générale des huiles brutes de houille, cette masse, débarrassée des huiles acides *qui sont les plus lourdes*, gagne 2 1/2 à 3 degrés de légèreté de plus après *l'extraction à froid* des huiles lourdes, et acquiert, par suite, une plus-value de 20 à 25 francs par 100 kilos.

Or, cette plus-value, due à l'emploi de mes procédés, diminue d'autant les frais de fabrication, au lieu de les augmenter, comme le faisait l'emploi des procédés de Runge et de Laurent.

En effet :

Si Laurent prenait, comme moi, une masse générale d'huiles brutes de houille ;

Au lieu d'en extraire de suite les huiles lourdes, propres à former l'acide phénique commercial, il n'en extrairait au contraire que les huiles distillant entre 150 et 200°, c'est-à-dire *les plus légères*.

Le résidu qu'il dédaigne se compose alors d'huiles BEAUCOUP PLUS LOURDES qu'auparavant.— Elles ne peuvent plus, par suite, se revendre qu'à un prix *bien inférieur* au prix d'achat, tandis que, dans mon système, *elles se revendent beaucoup plus cher*.

Le résultat le plus immédiat et le plus économique du traitement à froid des huiles de houille par mes procédés est qu'après avoir débarrassé les huiles de houille, ou toutes autres huiles essentielles, des huiles saponifiables qu'elles contiennent, on obtient ensuite *une bien plus grande quantité d'huiles légères*, et notamment de *benzine*, que l'on extrait alors parfaitement *pures* en une ou deux distillations, au lieu de cinq ou six, que nécessitait auparavant la rectification desdites huiles.

Ce résultat est tellement sérieux, *à cause des immenses applications et transformations qui se font aujourd'hui de la benzine*, que les frais de soude et de manipulation sont *plus que compensés* par le rendement d'huiles légères extraites, et que l'on obtient ensuite *comme résidu et pour rien* TOUT L'ACIDE PHÉNIQUE ET TOUTES LES AUTRES HUILES SAPONIFIABLES que contenait la masse des huiles traitées.

Aussi pleine justice a-t-elle été rendue à mes procédés dans le rapport présenté par M. *Kulh-mann* à la *Société industrielle de Mulhouse*, qui l'avait chargé de le lui faire sur la valeur de mes procédés, rapport qui est relaté dans le journal *les Mondes* du 13 septembre 1866, et que le jury trouvera aux documents justificatifs placés à la suite de ce mémoire, n° 1.

Les procédés que je viens de décrire ont été brevetés par moi à la date des *14 octobre 1856, 15 juillet 1857 et 14 juillet 1858.*

Ce qui différencie surtout mes procédés de ceux antérieurement employés et les rend *extrêmement économiques*, c'est la connaissance *immédiate* que je donne de la *quantité exacte d'alcali caustique à employer*, et que l'on obtient de suite en agitant dans une *éprouvette graduée* 10 ou 20 grammes des huiles à traiter avec une même quantité (excès mis à dessin) d'alcali caustique à 36 ou 40 degrés; en laissant reposer et en estimant ensuite la quantité d'huiles saponifiables combinées par la quantité des degrés d'huile surnageante *qui manque alors*, ce qui permet de n'employer que la *quantité de soude nécessaire* au lieu d'en mettre à profusion et à sursaturation, ainsi que les savants le faisaient auparavant.

Ces explications permettront au jury d'apprécier la différence énorme qu'a pu apporter dans le rendement et les prix de revient *de la benzine, de l'aniline et des congénères* ainsi que *de l'acide phénique*, la substitution de mes procédés à ceux de Runge et de Laurent.

A Dieu ne plaise, maintenant, que je paraisse vouloir accuser ces maîtres de faiblesse et d'impuissance !

Leur but et le mien étaient différents.

Ils poursuivaient un idéal scientifique et moi un résultat industriel.

A chacun sa peine, à chacun son mérite.

Je ne conteste pas, je proclame au contraire la valeur de leurs travaux, dont je me suis inspiré, mais je crois être fondé à réclamer l'honneur, qui me suffit, d'avoir fait passer *dans le domaine de l'industrie pratique et réalisable* les théories de leur haute et incontestable science.

Mes droits privatifs, comme ceux de tous les inventeurs, n'ont pas été reconnus sans conteste. Ce n'est qu'après de vives poursuites contre de nombreux contrefacteurs, de longs débats judiciaires *devant toutes les juridictions*, des rapports d'experts ou des atttestations ou affirmations de savants distingués *(MM. Cahours*, examinateur pour la chimie à l'Ecole impériale polytechnique (Voir aux documents n° 2), *Jaquelin*, préparateur de chimie à l'Ecole centrale, nommé expert par le tribunal pour apprécier la valeur de mes procédés, *Gauthier de Claubry)*, et après *des arrêts confirmatifs*, que les industriels sérieux ont adopté mes procédés et pris des licences.

Production de l'acide picrique ou carbazotique.

Sans acide phénique, pas d'acide picrique.

Rendre abondante, facile et économique la production du premier, c'était rendre aussi économique la production du second.

Je n'ai pas besoin d'en dire davantage pour faire comprendre au jury la révolution qui s'est opérée dans la fabrication de l'acide picrique aussitôt que les grands industriels eurent adopté et appliqué mes procédés.

De 60 francs le kilo qu'il coutait en 1856 (17 mars, époque de la prise de mon brevet pour la *fabrication commerciale* de l'acide picrique), cet acide est descendu à *14 francs le kilo.*

Aussi aujourd'hui, tout ce que le commerce emploie d'*acide phénique*, d'*acide picrique*, de *benzine* et d'*aniline*, est-il fabriqué par mes procédés, car les producteurs de benzine et d'aniline produisent nécessairement et par conséquence l'*acide phénique* et l'*acide picrique*, qui complètent logiquement leur industrie. Parmi ces fabricants les uns appliquent mes brevets en vertu de licences par moi délivrées, d'autres, *en plus grand nombre*, s'en servent *au mépris de mes droits*, et s'exposent à des poursuites dont le résultat ne saurait être douteux.

Au nombre des grandes maisons qui se servent ou se sont servis légalement, et moyennant redevance, de mes procédés, je puis citer entre autres :

La Compagnie parisienne d'éclairage et de chauffage au gaz ;

MM. Pommier et Cie, de Paris ;

M. Guinon jeune, de Lyon ;

MM. Laurent et Casthelaz, de Paris.

Ce sont d'ailleurs les produits de ces maisons qui figurent dans ma vitrine comme résultats de l'application des procédés nouveaux sur lesquels j'appelle l'attention du jury.

Depuis assez longtemps j'ai renoncé à la fabrication des acides phénique et picrique, pour me consacrer tout entier à la fabrication et à l'exploitation du PHÉNOL SODIQUE, susceptible, sous différentes formes, *d'innombrables applications* à l'industrie, à l'agriculture, à *l'hygiène*, à *la médecine* et à l'hippiatrique.

C'est de ce produit et de ses préparations diverses dont je vais maintenant avoir l'honneur d'entretenir le jury.

L'acide phénique et le Phénol sodique dans leurs rapports
avec l'hygiène et la médecine.

Au début de mes travaux sur l'acide phénique, je me préoccupais surtout des applications industrielles de cet acide. Mais, chaque jour, au cours de mes incessantes opérations, se révélaient des propriétés inconnues ou inétudiées que je m'empressais de constater et d'expérimenter.

J'avais été frappé des propriétés remarquablement antiputrides de l'acide phénique, et j'avais découvert que *toutes les autres huiles acides saponifiables* contenues avec lui dans les goudrons de houille étaient comme lui *antimiasmatiques, antifermentescibles, astringentes, coagulantes* et *insecticides*.

Quel vaste champ ouvert aux applications futures !

Je me fis donc breveter aux dates *du 15 juillet 1857 et 1858* pour diverses applications de l'acide phénique, *de ses sels alcalins* et des autres huiles essentielles, ses analogues et homologues, — applications dont les principales étaient :

1° La conservation, la concrétion, l'imperméabilisation et la coloration de toutes les substances animales inertes ;

2° La destruction des substances animales vivantes et la préservation de futurs insectes ;

3° La conservation des bois, des métaux.

De ces applications générales dérivaient les suivantes :

L'embaumement des corps et la préservation de futures émanations putrides ; — la préservation des insectes nuisibles et destructeurs ; — la conservation des navires et leur assainissement ; — l'assainissement des *hospices, casernes, écoles* et de tous les endroits où il y a agglomération de personnes ; — la conservation des *arbres, plantes*, etc., etc.

Tous ces résultats, j'indiquais qu'ils pouvaient être obtenus par les *dissolutions aqueuses de l'acide phénique* et de ses analogues, ainsi que par les *phénates alcalins* et surtout par le *Phénol sodique*. (Phénate de soude que je désigne ainsi commercialement et par euphonie.)

« Ces dissolutions aqueuses, disais-je (*brevet du* 15 *juillet* 1857), seront d'une grande utilité dans beaucoup de circonstances.

« Les dissolutions aqueuses d'*acide phénique commercial* (réunion de toutes les huiles saponiciables), par exemple, pourront être employées avec avantage pour *arroser* tous les locaux où il y a agglomération d'individus , au lieu d'employer les phénates, attendu que, contenant de l'acide phénique libre en dissolution, cet acide se volatilisera et se sublimera en même temps que l'eau. (On emploie aujourd'hui ce procédé breveté par moi *pour assainir les hôpitaux.* On l'a employé également pour purifier *la ville d'Amiens* et M. le Ministre de l'Agriculture enjoint aux Compagnies des chemins de fer de laver les *wagons à bestiaux* avec ces solutions aqueuses.) Elles pourraient encore servir en *mille circonstances thérapeutiques*, en remplacement des dissolutions d'acétate de plomb, de tannin ou d'alun, etc.

» Les dissolutions aqueuses des huiles essentielles débarrassées au contraire des *huiles acides* pourront être employées pour la guérison des *maladies des arbres, arbustes* et *végétaux*, produites par des animalcules ou insectes, lorsque les dissolutions aqueuses d'huiles acides pourront leur nuire ou les attaquer trop vivement. » (On a ainsi, l'an passé, débarrassé le *bois de Boulogne* des myriades de chenilles qui le dévastaient.)

Je signalais en outre dans ces brevets tout le parti que la médecine pouvait tirer des nouveaux agents mis à sa disposition; mais là, n'étant pas médecin, je ne pouvais que conseiller. *J'appelais la plus sérieuse attention du corps médical* sur les différents emplois que j'entrevoyais pouvoir être faits de l'acide phénique, et surtout des *phénates alcalins*, à la tête desquels se plaçait le *Phénol sodique* (phénate de soude); sels dont jusque-là *personne ne s'était encore occupé* au point de vue *de leurs propriétés thérapeutiques et hygiéniques.*

« Mon but, était-il dit dans mon brevet du 15 juillet 1857, en venant indiquer le nouvel emploi qu'on pourra faire des phénates alcalins, et notamment du *phénate de soude* plus ou moins concentré, n'est pas de le faire dans un but de spéculation, mais seulement de philanthropie. Je ne réclame à ce sujet aucune protection. La seule et la plus grande récompense de mes travaux serait que mes appréciations fussent aussi justes que je le crois, et que les hommes plus éclairés que moi voulussent bien en faire un *essai bienveillant* et *consciencieux.*

» Une maladie longue, douloureuse et incurable décime, dans tous les grands centres de population, la plus intelligente partie des femmes; on voit que je veux parler des maladies de matrice, qui n'atteignent ordinairement que les personnes les plus impressionnables, c'est-à-dire celles dont l'intelligence est la plus développée ou celles dont les occupations sont les plus sédentaires, telles que celles qui dirigent un comptoir, qui ont le souci d'une maison de commerce ou la surveillance d'intérêts sérieux. Quel remède a-t-on trouvé et employé jusqu'à ce jour, non pour guérir, mais pour prolonger l'agonie affreuse de personnes qui, presque toujours, n'osent, par pudeur, avouer leur mal que lorsqu'il est à son apogée?

» Rien que la cautérisation par le nitrate d'argent, qui ne brûle que la superficie en enflammant les parties inférieures.

» Le *phénate de soude* d'huiles de houille à 4, 5, 6 ou 10 degrés (je ne sais à quel degré on devra l'employer, n'ayant assurément pas fait d'expériences) agira-t-il de même?

» Assurément non! car *il ne désorganise pas*. Il resserre les pores tout en pénétrant constamment à l'intérieur, dessèche et détruit *sans inflammation* toutes les substances aqueuses et odorantes. Je pense donc, par présomption, que son emploi doit être *bien plus efficace que celui du nitrate d'argent*. (Beaucoup de médecins obtiennent aujourd'hui d'inespérés résultats en suivant ces conseils.)

» Je pense également qu'on pourra l'employer avec succès dans toutes les maladies engendrées par des animalcules, *telles que la gale*, etc., etc.

» Telles sont mes appréciations sur l'emploi des phénates alcalins, relatives à leur application à la médecine. C'EST AUX MÉDECINS DE VÉRIFIER SI ELLES SONT JUSTES. »

Et toutes ces choses, et bien d'autres encore, je les écrivais, je les criais partout, tant j'étais convaincu, — mais j'avais bien peur que ma voix ne fût *vox clamans in deserto*.

Je n'étais pas médecin, on ne m'écoutait pas ou on ne m'écoutait guère. Je le croyais, du moins, et je me désolais.

Je poursuivais de mon côté des expériences personnelles dont les résultats venaient chaque jour donner raison à mon enthousiasme et flatter mon amour-propre quasi-paternel.

Et en effet j'avais vaincu, j'avais mis aux mains des médecins intelligents et novateurs — il y en a beaucoup — un remède nouveau avec lequel ils allaient combattre toutes les maladies occasionnées par une *cause animale vivante*, par l'invasion des microphytes et des microzaires, des infusoires de toutes sortes, un remède qui détruit tous les parasites, l'acarus et le sarcophte de la gale, le champignon de la teigne, avec lequel on guérit aujourd'hui l'eczéma, le pemphigus, les cancroïdes, l'anthrax, le lupus, les psoriasis, les plaies, et les ulcères de toutes sortes, les aphthes, les abcès, les brûlures, les piqûres et morsures venimeuses, l'ozène si dégoûtant, la gengivite, le muguet, l'*angine couenneuse*, si souvent mortelle (M. le docteur *Riëgé* a guéri avec mon Phénol, constamment, tous les cas d'angine couenneuse qu'il a eu à traiter depuis cinq ans jusqu'à ce jour); la blennorrhagie, la carie dentaire, la nécrose; qui chasse les ascarides vermiculaires si fréquents chez les enfants; qui tuerait sans doute — (en faisant boire de mon Phénol concentré une cuillerée à bouche dans quatre d'eau tous les deux jours), — *le ténia*, et qui vient à bout de la gangrène; — un remède enfin qu'on essaie aussi avec succès contre certaines affections cancéreuses et contre la péritonite, qu'on emploie aujourd'hui *avec le plus grand succès* contre le CHOLÉRA, et qui, Dieu le veuille! aurait peut-être raison de la RAGE.

Cette longue énumération de cas dans lesquels l'acide phénique est ou peut être salutaire est certes loin d'être complète; chaque jour amène une application nouvelle et un succès nouveau.

L'art vétérinaire en tire le même parti que la médecine. — Pour n'en citer qu'une application dont tout le monde saisira l'importance, j'indiquerai la *Morve*, qui a été traitée et guérie avec des préparations phéniquées par M. Condamine, vétérinaire au 9ᵉ régiment de chasseurs.

A côté de l'action thérapeutique, il y a encore *l'application hygiénique et préventive* dont l'importance est énorme, *en temps d'épidémie surtout*, et sur laquelle je reviendrai plus loin. Je dois toutefois ici ouvrir une parenthèse.

L'acide phénique est à la vérité capable de tout ce que je viens de dire et que j'ai un des premiers théoriquement constaté et fait connaître.

Mais j'ai dû aussi constater que la médaille avait un revers, pour me servir d'une expression banale, et que, à l'inverse de la lance d'Achille, l'acide phénique pouvait guérir des blessures qu'il n'avait pas faites en en occasionnant lui même d'incurables.

L'acide phénique en effet peut guérir et guérit, mais il peut également *blesser et tuer;* — aussi, après en avoir constaté sur moi et sur d'autres les déplorables effets, en suis-je venu à reconnaître que pour les usages thérapeutiques internes ou externes l'acide phénique ne pouvait rendre tous les services qu'on pouvait lui demander qu'à l'état de transformation en *sel alcalin*.

J'ai créé à cet effet un phénate de soude d'une préparation particulière, auquel j'ai donné le nom de *Phénol sodique* et que tout le monde connaît aujourd'hui sous le nom de PHÉNOL-BOBŒUF.

Avant d'énumérer au jury les propriétés de mon Phénol, dont je recommande l'examen *à sa plus sérieuse attention*, je vais justifier en théorie et en fait les raisons que j'ai pour repousser l'emploi en médecine des dissolutions aqueuses ou alcooliques de l'acide phénique.

Dangers que présente l'emploi en médecine de l'acide phénique pur et de ses dissolutions aqueuses.

Beaucoup de médecins aujourd'hui, et à leur tête des hommes de talent et d'initiative, il faut le reconnaître, recommandent particulièrement, comme cautérisant et désinfectant, l'emploi de l'acide phénique pur, et, comme boissons hygiéniques, des dissolutions aqueuses de l'acide phénique cristallisé, qu'ils ont le *tort grave de croire beaucoup plus soluble dans l'eau qu'il ne l'est en réalité*. Ces praticiens tiennent pour démontré que l'acide phénique pur étant une substance déterminée et de nature invariable, ses dissolutions aqueuses seront invariables et qu'en conséquence on obtiendra toujours de leur emploi des résultats constants.

C'est là une erreur.

Examinons d'abord si les solutions aqueuses d'acide phénique, qu'un docteur déclare être soluble dans l'eau à raison de *cinq pour cent* à la température de *quinze degrés* et qu'il recommande comme médicaments, ne sont pas susceptibles d'offrir quelques dangers.

Supposons que ce docteur, dans un traitement d'ascarides vermiculaires, par exemple, fasse préparer, le soir, une solution de 500 grammes d'eau phénolée aux trois ou cinq centièmes, qui ne devront être administrés que par moitié, le lendemain matin, soit à deux malades, ou en deux fois à la même personne, et que, pendant la nuit, la température, qui était le soir à quinze degrés au-dessus de zéro, se soit alors abaissée à zéro ou à trois degrés au-dessous, ainsi que cela a lieu très-souvent, le rédacteur de l'ordonnance s'est-il rendu compte de ce qui arrivera infailliblement?

S'il n'y a pas pensé, le voici :

L'acide phénique tenu en dissolution dans l'eau, tant que la température était à quinze degrés et au-dessus, *se précipitera* en partie, si cette température s'abaisse de douze à quinze degrés, et viendra *occuper le fond du vase*, attendu que cet acide pèse 1,065.

La moitié supérieure du remède, qui sera administrée au premier malade, sera sans effet sur lui, puisqu'elle ne contiendra presque plus d'acide phénique, tandis que l'autre moitié *corrodera* et *désorganisera* les intestins du second malade, aussitôt que l'acide phénique précipité viendra à les toucher; d'où alors une perturbation épouvantable *pouvant causer la mort* de celui à qui le médicament aura été administré.

De tels faits, sans vouloir chercher à en signaler d'autres, pourront se présenter tous les jours. (Le journal anglais *The Chemical News* du 14 septembre 1866 signale *l'empoisonnement et la mort* de diverses personnes qui avaient absorbé des dissolutions d'acide phénique; je cite plus loin des exemples et transcris un passage de ce journal.)

En croyant indiquer une médication qui devra être toujours identique, parce qu'on aura employé un produit de composition constante, on prescrit donc, au contraire, l'emploi d'un topique d'une *instabilité perpétuelle*, devant produire des effets bien autrement incertains ou pernicieux que ceux que j'avais déjà reprochés aux coaltars de MM. Corne et Lebœuf, qui étaient loin pourtant d'exposer aux mêmes dangers.

Il y a longtemps déjà, *Binelli* avait inventé et employé *l'eau créosotée*, qui est homologue de *l'eau phéniquée*. Ce médecin fit pendant longtemps merveille avec cette eau, qu'il administrait à *l'intérieur et à l'extérieur*.

Pourquoi cette eau, connue de tous les médecins, a-t-elle été délaissée par eux?

Précisément à cause de *l'inconstance de ses résultats* et de la fréquence des accidents qu'elle déterminait, suivant que sa préparation était plus ou moins récente et que la température avait été plus ou moins variable.

Que l'on soit persuadé que *l'eau phéniquée* sera sujette aux mêmes inconvénients et subira les mêmes vicissitudes.

Voyons maintenant les inconvénients et les dangers que peut présenter l'emploi de l'acide phénique pur pour la cautérisation des ulcères, des plaies, des piqûres et des morsures venimeuses.

On conseille la cautérisation des ulcères, piqûres anatomiques, morsures venimeuses, etc., avec l'acide phénique pur. On vend cet acide, coloré en rose, dans de jolis étuis, avec des instructions et les ustensiles nécessaires pour cautériser. C'est fort bien : mais voici le revers de la médaille dont je parlais tout à l'heure.

La cautérisation avec l'acide phénique pur pourra *peut-être* réussir, chaque fois qu'elle sera faite par une personne habile; mais elle déterminera, au contraire, des effets inverses, et produira des *brûlures sérieuses* chaque fois qu'elle sera faite sans attention, sans intelligence, et surtout par des personnes inexpérimentées, attendu que l'acide phénique produit, par son contact, une *véritable brûlure*.

En pareil cas, il ne suffit pas d'affirmer, il faut prouver. Je vais le faire.

L'acide phénique cristallisé ou brut est de tous les acides celui dont je crains le plus de me servir, à cause des dangers que présente son emploi.

Onctueux et fluide, il pénètre et s'étend presque toujours au delà de l'espace déterminé où on voudrait le circonscrire, et *brûle* alors les parties circonvoisines.

Inerte en apparence au premier contact (ce qui empêche qu'on en soit impressionné lorsqu'on s'en laisse tomber par mégarde et qu'il touche les tissus), il est presque impossible ensuite de pouvoir le neutraliser assez promptement lorsqu'on commence à en ressentir les atteintes.

Les acides minéraux, tels que les acides sulfurique et nitrique, décèlent leur présence immédiate par une douleur instantanée que l'on peut de suite neutraliser ou atténuer par des agents faciles à se procurer, tels que l'eau, l'alcali volatil, etc.; mais ces dissolvants et réactifs sont presque sans effet sur l'acide phénique dès que le contact s'en fait sentir.

L'eau n'arrête pas ses progrès, et l'ammoniaque ordinaire, *ne se combinant pas avec lui*, ne peut, en conséquence, le neutraliser.

Voici maintenant des faits à l'appui :

Dans le mémoire adressé par moi, *le 9 septembre 1859*, à l'Académie des sciences, je signale déjà *le danger* de l'emploi en thérapeutique de *l'acide phénique*, et je fais connaître que, m'étant laissé tomber de cet acide sur le pied sans m'en apercevoir, mon pied s'enflamma promptement, et fut si complétement et si profondément cautérisé que je dus garder le lit pendant huit jours.

Une seconde fois, je faillis être victime de mes trop fréquentes relations avec l'acide phénique. Un jour, en transvasant un flacon de cet acide, il m'en sauta une gouttelette sur la paupière inférieure; je me lavai aussitôt avec de l'eau, ce qui n'empêcha pas mon œil de s'enflammer au point que je fus contraint de me faire traiter par M. *Desmarres*; je fus plus d'un mois à pouvoir me guérir et faillis perdre l'œil.

Ces faits m'étant personnels, pourraient paraître peu concluants ; je vais en citer d'autres :

M. *Mallet*, directeur de la fabrication des produits chimiques de la Compagnie parisienne du gaz d'éclairage, s'étant répandu de l'acide phénique sur l'avant-bras en filtrant cet acide, et ne l'ayant essuyé et lavé que quelques instants après, eut *le bras brûlé*, et dut le porter pendant plus de cinq jours en écharpe.

Je citerai encore : la cautérisation d'une piqûre d'abeille, qui fut faite par M. le docteur *J. Lemaire* sur son ami, M. Gratiolet, et qu'il relate ainsi dans son ouvrage : *De l'acide phénique*, page 145 :

« Quelques instants après l'application de l'acide phénique, la douleur cessa. Aucun phénomène inflammatoire ne survint. Mon ami ne conserva de cette piqûre qu'*un souvenir désagréable*. »

C'est-à-dire que si la piqûre fut cautérisée, M. Gratiolet conserva *un souvenir désagréable de la brûlure*, qui en fut la conséquence.

Plus tard, M. *Gratiolet* appliqua, à son tour, l'acide phénique à un de ses amis, le docteur Ricard, pour cautériser un clou que celui-ci avait au cou.

Qu'arriva-t-il ? — M. *Ricard* aussi fut brûlé, et souffrit beaucoup plus longtemps et beaucoup plus gravement de sa cautérisation qu'il n'eût souffert de la guérison naturelle de son clou.

Un enfant de la commune de Gennevilliers souffrit énormément et fut longtemps très-malade à la suite de frictions qui lui avaient été faites sur la poitrine avec de *l'huile d'olive phéniquée*.

M. *Bernhard*, fabricant d'allumettes chimiques à la Villette, à la suite d'une cautérisation sur le bras avec de l'acide phénique, fût brûlé au point de garder longtemps la chambre.

Mlle X..., rue de Lancry, a eu également la cuisse gravement et dangereusement brûlée par une cautérisation à l'acide phénique, et a été obligée de suivre, pour cette brûlure, le traitement de M. le docteur *Homolle*.

Je pourrais multiplier ici, en citant des noms propres, ces exemples d'accidents graves résultant de l'emploi en médecine de l'acide phénique.

Je m'en abstiens, et me borne à placer sous les yeux du jury la traduction de l'extrait suivant du journal scientifique anglais *The Chemical News* du 14 septembre 1856 :

« Nous avons publié dans notre dernier numéro, dit ce journal, un *cas de mort* occasionné par l'absorption de solutions d'acide carbolique (phénique); auparavant déjà nous avions rapporté plusieurs exemples d'accidents *fort graves*, causés par l'emploi imprudent de ce puissant antiseptique, etc., etc. »

Hier encore, pendant qu'on imprimait les pages de ce mémoire, M. *Candelot*, officier d'académie, fabricant de ciment, Faubourg-Saint-Denis, 148, à Paris, m'adressait M. *Mignon*, tourneur en cuivre, rue Saint-Sébastien, qui ayant cru pouvoir se servir d'acide phénique pour calmer des démangeaisons, s'était fait à la cheville une *brûlure vive* qui l'empêchait de travailler.

Ceci est, je crois, péremptoire.

Il me reste à démontrer maintenant que le *Phénol sodique*, dit *Phénol-Bobœuf*, réunit toutes les propriétés de l'acide phénique *sans présenter aucun de ses dangers*.

Le Phénol-Bobœuf.

Convaincu des dangers de l'acide phénique, je m'occupai donc, comme je viens de le dire, de trouver une combinaison qui permît d'utiliser toutes ses remarquables propriétés sans inconvénients pour l'opérateur et le sujet.

La découverte de mon phénol sodique a réalisé la solution.

Je vais exposer en peu de mots les raisons qui motivent et justifient cette substitution du Phénol sodique à l'acide phénique et à ses dissolutions aqueuses, acétiques ou oléagineuses.

L'emploi du Phénol sodique ne présente pas d'abord la variabilité d'action et de composition des autres préparations d'acide phénique, et ne peut dans aucun cas exposer ceux qui en font usage aux dangers que j'ai signalés plus haut.

Les phénates alcalins, a-t-on prétendu, sont *très-peu stables*.

L'allégation est inexacte.

Les phénates alcalins sont *très-stables*, au contraire, mais ils sont très-facilement décomposés, ce qui n'est pas la même chose.

Si les phénates, quoique stables, sont facilement décomposés, la raison en est simple : l'acide phénique étant un des acides connus *le plus faible* (puisqu'il ne déplace pas l'acide carbonique, qui l'élimine, au contraire, de ses combinaisons), les phénates sont, en conséquence, décomposés aussitôt qu'ils se trouvent en présence d'un acide plus énergique; et c'est précisément à cause de cette faculté de prompte décomposition que l'idée m'est venue *de substituer les phénates alcalins* à l'acide phénique dans toutes ses applications, attendu que ces sels jouissent de *toutes les propriétés* de leur acide, sans avoir aucun de ses graves inconvénients.

Pourquoi les phénates, à l'inverse des sels, qui ne possèdent généralement aucunes ou fort peu des propriétés particulières des éléments qui les composent, jouissent-ils des propriétés de leur acide sans en avoir les inconvénients ?

C'est qu'aussitôt que les phénates sont en présence, soit d'un acide organique interne ou de l'acide carbonique de l'air, *l'acide phénique est mis en liberté* avec toutes ses propriétés naturelles, et qu'il agit alors lentement et régulièrement sur les tissus, tandis que, mis en contact direct avec eux, il les *corrode* ou les *désorganise*, et agit dans ce cas comme les poisons minéraux, qui tuent ou guérissent, suivant qu'ils sont administrés plus ou moins abondamment.

Le contact immédiat des acides avec les tissus intérieurs surtout est toujours à éviter, autant que possible.

Aussi, est-ce pour cette raison qu'on l'évite avec soin chaque fois qu'il y a possibilité de combiner un acide à une base qu'il puisse abandonner facilement pour se mettre *lentement en liberté*, et qu'aujourd'hui on emploie le *valérianate d'ammoniaque*, ainsi que beaucoup d'autres sels analogues, de préférence aux solutions de l'acide valérianique et autres qu'on administrait auparavant directement.

Telles sont les raisons qui doivent faire préférer *les solutions des phénates alcalins*, qui sont définis et *très-stables* tant qu'ils ne sont en présence d'aucun acide, aux solutions aqueuses de l'acide phénique.

Ainsi se trouve mis à la portée de tous *un des plus précieux agents* de guérison dont la chimie ait dans ces derniers temps enrichi la médecine.

Propriétés du Phénol sodique.

J'ai indiqué plus haut, ce que l'acide phénique, à condition d'être transformé en sel alcalin, pouvait guérir. La nomenclature, bien qu'imposante, est cependant loin d'être complète.

A toutes les maladies comprises dans cette énumération, j'en pourrais ajouter d'autres encore.

Mais ce qui paraîtra peut-être, au jury comme à moi, devoir justifier la faveur dont jouit aujourd'hui le Phénol sodique, c'est la facilité de son emploi et la multiplicité des applications usuelles qui peuvent en être faites journellement, partout et par tous, sur les chantiers de travaux, dans les ateliers et usines, dans les exploitations rurales, dans les maisons bourgeoises, à la chasse, à la pêche.—partout, en un mot, où peuvent survenir tous les accidents, tels que *brûlures, coupures, blessures, piqûres ou morsures venimeuses, hémorragies de toute sorte* plus ou moins graves.

Le *Phénol sodique* est depuis longtemps employé avec succès par la *Préfecture de la Seine* pour l'assainissement de ses établissements insalubres; elle l'emploie également pour guérir les blessures fréquentes de son nombreux personnel pour le service du curage des égouts; — par les *Compagnies des chemins de fer de l'Ouest*, du *Nord*, d'*Epinac*, etc.; — par la *Compagnie générale transatlantique*, — le *Crédit mobilier*, — les mines de la *Grand'Combe*, — les forges de *Commentry*, les forges d'*Ancy-le-Franc*; — les usines et grands établissements de MM. Ernest *Gouin*, J. *Cail et C*ᵉ, Alexis *Godillot*, *Pommier et C*ᵉ, *Devismes*, *Chaix*, Paul *Morin*, *Meissonnier*, *Malétrat*; — dans les écuries, hôpitaux, etc., de la *Compagnie générale des Omnibus*, du *Tattersall*, *Sanfourche*, *Macquart*, et nombre d'autres marchands et loueurs de chevaux, propriétaires, éleveurs, vétérinaires, etc.

Pour la guérison des brûlures, je mentionne notamment le document suivant :

« Je soussigné, certifie que le Phénol de M. Bobœuf est employé *avec succès* aux usines d'Ancy-le-Franc, et que son application sur de *très-graves blessures;* notamment sur des *brûlures considérables,* a donné les résultats **les plus satisfaisants et les plus prompts.**

» Ancy-le-Franc, le 30 septembre 1863.

» *Signé :* A. MARTENOT, ancien directeur des forges d'Ancy-le-Franc, maire d'Ancy-le-Franc. »

. Et j'y ajoute l'indication de quelques cures.

Deux ouvriers employés, l'un chez M. *Cognet,* fabricant de bétons, et l'autre chez M. *Millery,* fabricant de la bougie de l'Etoile à Saint-Denis, eurent tous deux les deux pieds brûlés.

Le premier en tombant dans la chaux vive que l'on éteignait, le second par le débordement d'une chaudière de stéarine en ébullition.

Tous deux avaient d'abord été traités par les oléates de chaux et l'acétate de plomb, mais une suppuration abondante s'était néanmoins produite et ce fut alors seulement que tous deux commencèrent à employer mon Phénol.

Le premier fut parfaitement guéri au bout de huit jours, et le second au bout de quinze.

. MM. *Ernest Gouin et Cie,* directeurs de la grande fonderie des Batignolles, emploient depuis plus de deux ans le Phénol sodique pour la guérison des nombreuses et fréquentes brûlures de leurs ouvriers.

M. *Maletrat,* fabricant d'acide sulfurique à Saint-Denis, l'emploie constamment pour neutraliser et guérir les brûlures produites a ses ouvriers par l'acide sulfurique. *M. Alexis Godillot,* fournisseur des armées, l'emploie également pour le même objet.

. Un ouvrier de M. *Arthaud,* négociant, boulevard Saint-Martin, 48, à Paris, brûlé sur tout le corps par de l'essence de térébenthine enflammée, fut entièrement guéri en peu de jours sans qu'il lui restât trace de cicatrices.

Enfin, et pour abréger, je citerai encore la prompte guérison, à l'aide du *Phénol,* des brûlures considérables que s'était faites aux pieds Mme *Desmartis,* de Bordeaux, femme et mère de deux médecins distingués de cette ville.

Je craindrais abuser de la patience du jury en multipliant les exemples et les citations; il me suffira de lui faire connaître que je suis en possession d'attestations aussi nombreuse qu'authentiques de cures de toutes espèces obtenues avec le *Phénol,* soit par des particuliers, soit par des praticiens autorisés, dans des cas d'ulcérations, anciennes et récentes, de la maladie de la peau invétérées, d'eczémas, d'érésipèles, de piqûres et morsures venimeuses, etc., etc.

Le jury trouvera d'ailleurs aux documents justificatifs qui suivent quelques-unes de ces pièces émanant de personnes dont la position officielle ou la situation commerciale ou scientifique excluent toute idée de complaisance ou de flatterie; ces documents sont les suivants :

Nº 1. — Rapport de M. Kuhlmann à la Société industrielle de Mulhouse.

Nº 2. — Lettre de M. Cahours, examinateur à l'École polytechnique.

Nº 3. — Rapport de M. Laveran, médecin principal des armées, chef du service médical au Val-de-Grâce.

Nº 4. — Article de M. Jobard, directeur du musée royal de l'Institut belge.

Nº 5. — Lettre de M. Joulie, pharmacien en chef de l'hôpital Saint-Antoine, à Paris.

Nº 6. — Attestation de M. Prudhomme, chef de la gare Saint-Lazare, à Paris.

Nº 7. — Lettre de MM. Paul Morin et Michelin, fabricants, à Paris.

Nº 8. — Lettres de M. le docteur Télèphe Desmartis fils, de Bordeaux.

Nº 9. — Lettre de M. Peneau, receveur des postes, à Saint-Denis.

Nº 10. — Lettre de S. Em. le Cardinal Mathieu, archevêque de Besançon.

Nº 11. — Lettre de M. le Commandant du Génie, à Boulogne-sur-Mer.

Nº 12. — Lettres de M. Havère, médecin-pharmacien, Faubourg-du-Temple, 133, à Paris.

Nº 13. — Lettre de M. le docteur Menuet, médecin à Enghien.

Nº 14. — Lettre de M. le docteur Moussette, médecin de la Compagnie de Saint-Gobin, à Chauny.

Nº 15. — Lettre de MM. Gérard et Cᵉ, gérants de la *Savonnerie de l'Aigle,* à Saint-Denis (Seine).

Nº 16. — Applications agricoles. Lettre à la Société centrale d'agriculture.

Nº 17. — Extrait des *Annales de la Société entomologique de France :* Du *Phénol-Bobœuf* pour la conservation des collections d'entomologie. par M. Th. Goossens, 99, Faubourg-Saint-Martin, à Paris.

Nº 18. — Article de M. Aubin, pharmacien de première classe, à Marseille.

Nº 19. — Article de M. Rambosson, rédacteur des comptes rendus scientifiques de la *Gazette de France.*

. Je demande maintenant la permission d'insister un peu sur l'utilité du Phénol *en temps d'épidémie* et notamment de CHOLÉRA. »

Emploi du Phénol sodique en temps d'épidémie cholérique ou autre.

En temps d'épidémie surtout, le *Phénol sodique*, reconnu comme l'agent *antimiasmatique* le plus efficace, rendra des services qu'on demandera vainement à toutes les autres substances dites désinfectantes. — Loin d'agir d'une façon nuisible sur l'organisme des individus exposés à ses émanations, le *Phénol sodique* ne peut au contraire que produire de bons et de salutaires effets en pénétrant chez l'homme par les voies respiratoires.

En effet :

Le *Choléra*, comme presque toutes les épidémies, — on est aujourd'hui d'accord sur ce point, — se propage et se transmet par l'atmosphère. Il est extrêmement vraisemblable, pour ne pas dire certain, que ce sont des êtres vivants pestilentiels, des ferments cholériques, charriés dans l'air et introduits chez l'individu par la respiration, qui lui inoculent en quelque sorte et lui communiquent l'épidémie.

Cette doctrine, contrôlée par de sérieuses observations, s'appuie sur les plus imposantes autorités. Elle a de nouveau été mise en relief dans de récentes publications, notamment dans les remarquables travaux adressés à l'Académie des sciences par MM. *Davaine* et *Thiersch*, de Berlin, que l'Académie a récompensés, ainsi que par M. le professeur *Pacini*, de Florence, dans un article de M. *Victor Borie*, inséré au journal *le Siècle*, du 8 septembre 1865. Elle est pour ainsi dire rendue palpable dans les études de M. le docteur *Héran*, qui a si longtemps habité les pays infectés de la fièvre jaune et du choléra. Cette doctrine a reçu une consécration officielle dans la circulaire de M. le *Ministre de l'agriculture, du commerce et des travaux publics*, du 11 septembre 1866 ?

L'agent préventif (prophylactique) le plus efficace sera donc celui qui purgera l'air de tous les ferments, infusoires, microzoaires, microphytes, animaux ou végétaux microscopiques, etc., en un mot, de toutes les causes vivantes de putréfaction et de pestilence, et qui empêchera par suite l'absorption, avec l'air respiré, des semences de l'épidémie.

Or, ces *propriétés, désinfectantes, antimiasmatiques* et *insecticides*, le *Phénol sodique* les possède toutes à un degré égal, sinon supérieur, à l'acide phénique lui-même, sur lequel il a l'immense avantage d'être dépouillé de la *redoutable causticité* qui rend si dangereux et souvent impraticable l'emploi de cet acide, et celui *inappréciable* de pouvoir être administré en QUANTITÉ SUFFISANTE pour devenir puissamment *insecticide* et *astringent*, sans devenir alors, comme l'acide phénique, TOXIQUE ou CAUSTIQUE MORTEL !

Le *Phénol sodique* est donc l'agent de préservation le plus sûr contre le choléra. — Son emploi, son maniement et son absorption, je ne saurais trop le répéter, *ne présentent aucun danger* (1).

Ce qui précède s'appliquerait également au *typhus* ordinaire, à la *fièvre jaune*, etc., ainsi qu'à l'*épizootie* dite *typhus des bêtes à cornes*.

Les observations faites lors des précédentes épidémies ont constaté que le choléra avait toujours épargné les ouvriers des usines dans lesquelles on recueille on distille les goudrons de houille, — et même les habitants voisins de ces usines. Cette préservation, on l'a reconnu, était due aux émanations du *Phénol* contenu dans les goudrons provenant de la distillation de la houille. C'est ce principe actif et salutaire des goudrons fixé et rendu maniable qui constitue le *Phénol sodique*.

Sur ce point encore les expériences faites lors des dernières épidémies ont confirmé mes prévisions, et je tiens à la disposition du jury une foule de documents sérieux parmi lesquels je citerai notamment les témoignages de M. le *Commandant du génie*, à Boulogne-sur-Mer, de M. le docteur *Moussette*, médecin de la Société des glaces de Saint-Gobain, et de Chauny, qui déclare avoir guéri avec mon Phénol *tous les accès cholériques* qu'il eut à traiter, et être certain de guérir toutes les affections cholériques chaque fois qu'il pourra le faire absorber ; de M. *Hureaux*, dans son livre *Sur la santé*, etc. (Voir documents nos 11 et 14.)

Je me suis guéri *moi-même* d'une attaque violente de choléra, et j'ai guéri ensuite beaucoup d'autres personnes.

Voici les prescriptions à suivre que je conseille et qui ont toujours réussi :

CHOLÉRA. — *Le prévenir* : en répandant de la sciure, du sable, etc., imprégnés de *Phénol*

---

(1) Mme X***, de Saint-Denis, a bu, d'un seul trait 60 grammes de mon *phénol pur* (ce qui représente 10 à 12 grammes d'acide phénique réel) en croyant boire du vin de quinquina qui lui était ordonné. Elle n'eut que la gorge fortement resserrée et fut obligée seulement de boire du bouillon pendant deux jours. Le troisième jour elle put manger de nouveau et eut ensuite un appétit des plus robustes.

Mlle *André* (33, route de Versailles, à Auteuil), pensant boire du malaga, but également un verre de mon phénol pur qui lui avait été versé par mégarde et en fut également quitte pour boire du bouillon pendant deux jours.

Un enfant de douze mois, à qui sa nourrice administra une cuillerée de mon Ppénol pur, au lieu d'huile de foie morue ordonnée, se guérit avec le sein de sa nourrice, etc., etc., etc.

dans ses appartements; en additionnant ses eaux de toilette d'une cuillerée à bouche de *Phénol*; en portant des linges imbibés de *Phénol*, et recouverts de linge sec, sur soi, dans ses poches, etc.

Une excellente précaution sera de boire matin et soir un verre d'eau additionnée de *Phénol* au centième (10 grammes par litre), et de se servir, pour les usages de toilette et de propreté, d'eau également *phénolée*, mais dans de plus fortes proportions, d'une manière analogue au vinaigre de Bully, etc.

Le neutraliser : DIARRHÉE PRÉMONITOIRE, *Adultes :* boire une cuillerée à café de Phénol additionné de *huit mêmes cuillerées d'eau*. — *Enfants :* une demi-cuillerée à café dans la même quantité d'eau.

CRAMPES. — Faire boire une *cuillerée à bouche* de Phénol additionné de 4 cuillerées d'eau seulement. Dans les *cas désespérés :* ne mettre que *moitié d'eau* ou le faire prendre *pur*. Plusieurs personnes atteintes de crampes violentes ont été guéries en buvant une cuillerée de mon *Phénol pur* (1). Il conviendrait de ne l'administrer néanmoins *qu'après l'avis des médecins*. — Bien frictionner ensuite avec flanelle imbibée de *Phénol pur*. Les frictions préviendront l'algidité et ramèneront la chaleur. L'*eau phénolée* prise à l'intérieur agira comme astringent et réparateur de la lymphe épuisée et comme *insecticide* dans le cas de perforation, d'irritation ou d'altération de la membrane qui recouvre la muqueuse de l'intestin ; ce traitement préviendra ou arrêtera la transsudation cholérique, la décomposition du sang, l'éruption interne des liquides de l'organisme, de la lymphe du sang, etc.

Ensuite on pourra, suivant M. le docteur *Telèphe-Desmartis*, donner des lavements (deux à quatre par jour) additionnés de une ou deux cuillerées (10 ou 20 grammes) de Phénol, ou faire prendre des bains chauds contenant au moins 400 grammes de Phénol. Ces bains constitueront un puissant moyen de guérison. Une longue expérience a prouvé qu'ils pouvaient être pris avec grand profit, même par les *personnes bien portantes*.

De plus, l'autorité elle-même, s'appropriant mes recommandations, a eu recours lors des dernières épidémies à l'emploi, sous différentes formes, soit comme traitement, soit simplement à titre de *mesures hygiéniques et préventives*, des dissolutions aqueuses d'acide phénique *indiquées par moi dans mes brevets*.

A Amiens notamment on a suivi mes prescriptions.

La Compagnie générale transatlantique et nombre d'armateurs dont les bâtiments desservent les contrées où sévissent des maladies épidémiques emploient avec succès le Phénol sodique pour l'assainissement des cales et la guérison des hommes de leurs équipages.

Applications du Phénol sodique Bobœuf à l'art vétérinaire.

Elles sont nombreuses et ont toujours réussi. Un grand nombre d'éleveurs, de propriétaires et de vétérinaires se servent aujourd'hui du Phénol sodique pour la guérison du plus grand nombre des maladies de leurs animaux.

Préparations diverses du Phénol sodique.

Je prépare aujourd'hui le Phénol sodique sous diverses formes.

1° *Le Phénol sodique ordinaire*, dit PHÉNOL-BOBŒUF, pour les usages hygiéniques et médicaux sus indiqués;

2° *Le Phénol-Bobœuf* parfumé pour la toilette.

Cette composition, qui jouit de toutes les propriétés de son aîné, est appelée, je l'espère, à remplacer les préparations analogues aujourd'hui connues.

Le Phénol-Bobœuf *parfumé*, spécialement préparé pour la toilette, possède, en outre de toutes les qualités des autres peux et vinaigres connus, de nombreuses propriétés particulières qui le recommandent spécialement.

Additionné à l'eau comme l'eau de Cologne, il rafraîchit la peau, raffermit les chairs, prévient ou fait disparaître les rides, les boutons, gerçures, rougeurs farineuses, dartres et autres-maladies de la peau. Il guérit toutes les affections de *voix* et de *larynx*.

Il éteint de suite le feu du rasoir.

(1) Je certifie avec plaisir que, pendant le premier mois de l'épidémie cholérique de 1865, au moment où j'éprouvai tous les symptômes de cette maladie, diarrhée, frissons, crampes, l'idée m'était venue de prendre du *Phénol-Bobœuf* PUR ; à peine en eus-je avalé une cuillerée (ce qui me fit l'effet d'un charbon ardent qu'on m'aurait mis dans la gorge) que je fus subitement *réchauffée par tous les membres*.

Le lendemain, je me trouvai totalement guérie ; ma voisine, ayant éprouvé le même malaise que moi deux jours après, prit, sur mes exhortations, *une quantité égale de Phénol* PUR, et fût guérie aussi promptement que moi-même.

En foi de quoi je signe le présent,

Mme PAUL, 80, rue Rochechouart.

Le mélange d'une cuillerée à bouche de Phénol avec dix mêmes cuillerées d'eau, employé en injections ou autrement, arrête les pertes diverses et constitue le *préservatif* le plus sûr.

Le même mélange employé en frictions, pour les soins de la tête, fait disparaître promptement *toutes les pellicules ou autres maladies du cuir chevelu.*

Comme DENTIFRICE, le Phénol a le double avantage, *n'étant point acide,* comme la plupart des dentifrices, de fortifier les gencives, de blanchir et de conserver les dents, sans les déchausser *ni en attaquer l'émail.* Mieux que la créosote, et employé de même, il calme les douleurs de dents.

Versé dans un bain, à raison d'un flacon ou d'un demi-flacon, il lui communique ses propriétés hygiéniques et fortifiantes.

3° *Savon Bobœuf au Phénol.* Ce savon est spécialement préparé pour le traitement des maladies de la peau : dartres, teigne, gale, etc.

Conservation des bois.

J'expose aussi un échantillon de bois de hêtre injecté au Phénol, suivant les indications de mes brevets.

Des bois réputés inférieurs acquièrent ainsi une *coloration agréable,* une plus grande dureté. La conservation en est assurée, et leur emploi dans la fabrication des meubles en écarterait les insectes destructeurs, incommodes ou nuisibles.

Applications à l'agriculture.

Elles peuvent être tellement nombreuses, que je croirais abuser des moments du jury en les lui énumérant toutes. Au cas où il voudrait s'édifier à ce sujet, je reproduis, aux documents justificatifs, n° 15, une communication adressée par moi, le 23 décembre 1865, à la *Société centrale d'agriculture.*

Résumé de mes travaux. — Résultats acquis. — Récompenses antérieures.

Malgré mon vif désir, il m'a été impossible d'être aussi bref que je l'aurais voulu dans ce mémoire.

Je ne pouvais exposer sèchement au jury le résultat de mes travaux et de mes découvertes sans lui en expliquer la nature et l'importance.

Les résultats dont je puis à bon droit réclamer l'honneur sont les suivants :

1° *Baisse énorme de prix et augmentation de la production* DE LA BENZINE, DE LA NITRO-BENZINE, DE L'ANILINE *et en conséquence de toutes les matières colorantes qui en dérivent* (fuchsine, rosaline, acide rosolique, etc.), *fabrication logique, économique et réglementaire de* L'ACIDE PHÉNIQUE *et de* L'ACIDE PICRIQUE, *obtenue des résidus résultant de la rectification* IMMÉDIATE *des huiles essentielles par les alcalis caustiques concentrés et* DOSÉS;

2° *Dans un autre ordre d'idées, découverte et vulgarisation d'un grand nombre de propriétés de l'acide phénique encore inconnues ou inétudiées.;*

3° *Initiative de la presque totalité des applications hygiéniques et médicales de l'acide phénique, dont aussi le premier j'ai signalé les inconvénients;*

4° *Création d'agents nouveaux dont l'acide phénique forme la base, avec suppression des dangers que peut occasionner son emploi en médecine, tant pour l'usage interne que pour l'usage externe.*

Je me suis abstenu jusqu'ici de parler d'une récompense des plus flatteuses par laquelle l'Institut de France a récompensé mes travaux.

A la suite de différents mémoires que je lui avais adressés, l'Académie des sciences m'a accordé, le 25 mars 1861, un PRIX MONTYON, sur le rapport d'une commission composée de trois de ses membres, MM. *Chevreul, Velpeau* et *Jules Cloquet.*

Cette récompense m'était décernée, suivant les termes mêmes de la lettre de M. le secrétaire perpétuel FLOURENS, *pour l'emploi des produits de la distillation de la houille,* et pour avoir constaté L'EFFICACITÉ DU PHÉNOL pour la désinfection des matières putrides. Voici l'analyse que les *comptes rendus des séances de l'Académie des sciences* donnent de mes travaux en rendant compte des prix décernés dans la séance du 25 mars 1861 (page 581.)

« M. *Bobœuf* s'est livré pendant plusieurs années avec persévérance à l'emploi des produits de la distillation de la houille; il a contribué par ses travaux *à diminuer le prix de l'acide picrique* (pour pouvoir faire diminuer le prix de l'acide picrique il faut *préalablement* avoir trouvé le moyen d'obtenir *économiquement* L'ACIDE PHÉNIQUE, qui seul produit l'acide picrique), *fort employé aujourd'hui ;* en outre, il est *un des premiers* qui ait constaté l'*efficacité du Phénol*, un des produits de cette distillation, pour *désinfecter* des matières fétides, *prévenir l'infection* des matières susceptibles de se corrompre et dès lors pour *conserver les matières animales.*

» Il y a PLUSIEURS ANNÉES DÉJÀ qu'un des membres de la commission, M. DUMAS, *présenta à l'Académie différentes matières organiques préparées par M. Bobœuf.* En conséquence, la commission (MM. *Chevreul, Velpeau et J.. Cloquet*) propose de décerner à M. Bobœuf une somme de 1,000 francs. »

Peu de lignes me suffiront pour faire connaître au jury dans quelles circonstances j'ai dû adresser à l'Académie des sciences deux mémoires en date des *9 septembre et 15 décembre 1859.*

C'était à l'époque de la guerre d'Italie. — MM. Corne et Demeaux venaient de proposer à l'Académie des sciences un nouveau topique désinfectant pour le pansement des blessures. L'emploi de ce topique devait empêcher l'infection des plaies, prévenir la gangrène et les accidents consécutifs qui, trop souvent, occasionnent la mort d'hommes atteints quelquefois de blessures insignifiantes.

Un grand bruit, et cela se comprend, se fit autour de cette découverte.

Ce topique, le jury peut se le rappeler, n'était en réalité qu'un mélange de plâtre et de goudron de houille, ou *coaltar*, si l'on veut employer l'expression anglaise.

L'exposé des résultats curatifs de la nouvelle invention et la proposition de son emploi approuvé en médecine provoquèrent, au sein de l'Académie des sciences et de l'Académie de médecine, de vives approbations, des restrictions motivées et des critiques sérieuses de la part des médecins, des chimistes et des savants.

Je me mêlai au débat, et, le *9 septembre 1859*, j'adressai à l'Académie des sciences un mémoire dans lequel j'affirmais et je démontrais que le goudron de houille ou coaltar n'agissait comme désinfectant qu'à raison des huiles essentielles entrant dans sa composition.

Restait à déterminer *laquelle* ou *lesquelles* de ces huiles, — car elles sont nombreuses, — possédaient le plus de vertu conservatrice et antiputride.

Je démontrai que c'était *dans l'acide phénique* et aussi dans *toutes les autres huiles essentielles acides des goudrons* que résidaient les propriétés antiseptiques et curatives attribuées au coaltar.

Et comme la composition du coaltar varie beaucoup, comme il renferme tantôt de grandes quantités d'huiles acides et tantôt fort peu, on ne pouvait donc, selon moi, accorder confiance à un remède d'une *composition incertaine et variable*, d'un effet également incertain, nul dans quelques cas, trop énergique dans d'autres.

Mes assertions furent discutées, vérifiées, et la poudre de MM. Corne et Demeaux vit sa vogue singulièrement décroître.

La lumière se faisait sur les propriétés de l'acide phénique et des autres huiles acides analogues renfermées avec lui dans le goudron, huiles diverses dont la réunion constitue ce que j'ai appelé *le premier* et que tout le monde appelle aujourd'hui *acide phénique commercial.*

Aussi une préparation, rappelant celle de MM. Corne et Demeaux, le *coaltar saponiné* de M. Lebœuf, de Bayonne, présenté par le docteur Jules Lemaire à l'Académie, n'eut-elle qu'un très-médiocre succès, à en juger par les paroles suivantes de M. Velpeau :

« Nous l'avons essayé (disait à l'Académie l'illustre chirurgien), soit au moyen de compresses,
» soit en imbibant de la charpie ; *la vérité est* que la plupart des malades s'en sont plaints assez
» vivement, que les plaies n'ont à peu près rien éprouvé de satisfaisant, et que par son emploi
» la désinfection est restée très-imparfaite. La poudre plâtrée ou les cataplasmes ont été mis
» à sa place sur les mêmes plaies avec un avantage marqué. »

Le coaltar saponiné méritait les mêmes critiques que la poudre de MM. Corne et Demeaux.

Certaines discussions ayant de nouveau motivé mon intervention dans le débat scientifique qui s'agitait alors, et commençait à se dessiner plus nettement, avec l'acide phénique pour objectif, j'adressai un nouveau mémoire à l'Académie, le *15 décembre 1859*, dans lequel je rappelais à ce corps savant les nombreuses et utiles applications qui pouvaient être faites (et que j'avais déjà signalées, depuis deux ans, dans mon brevet du 15 juillet 1857), soit de l'acide phénique ou de ses analogues à l'état d'acides naturels ou dérivés par substitution, soit à l'état d: *sels* alcalins, pour la conservation des substances animales inertes (EMBAUMEMENT DES CORPS) ou pour la *destruction* des substances animales vivantes (*absorption des odeurs, destruction des miasmes, préservation de futurs insectes, assainissement*, etc.), et surtout pour la *désinfection permanente* des matières fécales, au moyen des phénates de fer ou de chaux obtenus par double décomposition en traitant la masse.

On a vu plus haut que dans mes brevets j'avais recommandé aux médecins, *dès 1857*, l'emploi des phénates alcalins, préférablement à l'acide phénique lui-même, pour la guérison des maladies de la peau, pour la cautérisation des ulcères, le pansement des blessures, etc.

J'appelais de *nouveau* l'attention de l'Académie sur l'*efficacité* DES SELS ALCALINS produits par TOUTES les huiles de houille SAPONIFIABLES que, le PREMIER, j'avais déjà signalées à la médecine et dont je recommandais ardemment l'emploi, en faisant connaître que ces *sels alca-*

lins jouissaient *des mêmes propriétés curatives, antiputrides et désinfectantes*, que les huiles acides elles-mêmes, *sans avoir* AUCUN DE LEURS INCONVÉNIENTS.

J'insistais surtout sur les propriétés du PHÉNOL SODIQUE.

L'Académie accueillit avec bienveillance les travaux que je lui présentai. Elle les renvoya à l'examen de la même commission déjà nommée par elle, sur les conclusions de laquelle elle me décerna UN PRIX MONTYON.

C'est sous le patronage du corps illustre qui m'a honoré de cette haute récompense que je présente au jury le *Phénol sodique*, en le priant de le faire expérimenter, si mes explications ne l'ont pas suffisamment édifié.

Divers autres corps savants ont été appelés à examiner mes travaux.

Je citerai entre autres la Société industrielle de Mulhouse.

Cette Société a chargé un de ses membres, M. *Kuhlmann*, d'expérimenter mes produits.

Après de longues expériences, M. Kuhlmann a présenté un rapport dont elle a adopté les conclusions. (Voir aux documents justificatifs n° 1.)

Le jury verra que, malgré quelques restrictions en ce qui touche les applications médicales, le rapporteur de la Société industrielle de Mulhouse et la Société elle-même ont reconnu :

1° Que le *phénol sodique*, liqueur miscible à l'eau et *d'un maniement plus facile*, jouissait effectivement de tous les caractères qui ont valu un succès de vogue à l'acide phénique, et qu'il paraissait, dans certains cas, l'emporter sur ce dernier ;

2° Que j'avais rendu *un service signalé à l'industrie des tissus imprimés*, en provoquant, par mes procédés, *un abaissement considérable* dans les prix de l'ANILINE et de l'ACIDE PICRIQUE.

Ce témoignage n'est pas un des moins importants dont je puisse me prévaloir auprès du jury.

Importance de la fabrication.

J'ai dû, par diverses raisons, suspendre *personnellement* la fabrication de l'acide phénique, de l'acide picrique et autres produits analogues.

L'industrie générale n'en souffre pas, puisque mes brevets, en vertu de licences régulières, sont exploités par les plus grandes maisons en ce genre, et qu'elles emploient à Paris, Lyon et autres localités *plus de deux mille ouvriers*.

Je m'adonne surtout à la fabrication du *Phénol sodique* et des différentes préparations dont il forme la base.

J'ai créé à cet effet, à Saint-Denis, cours Ragot, n° 4, une usine et un matériel qui, avec un personnel relativement restreint, me permettent de fabriquer 100 hectolitres par jour.

Au cas où MM. les membres du jury ou quelqu'un d'entre eux auraient besoin de ma présence, soit pour des expériences, soit pour des explications supplémentaires, je serais à leur disposition avec autant d'empressement que j'en mets à me dire

Leur très-humble serviteur,

P.-A.-F. BOBŒUF.

Paris :　　n° 9, rue Buffault.
Saint-Denis : n° 4, cours Ragot.

P. S. — Quoique je vienne d'énumérer une grande partie des applications possibles de mon Phénol, que sera-ce donc lorsqu'on voudra produire, avec *les huiles acides essentielles incristallisables :* des phénates de soude, de chaux, de fer, de magnésie, etc., etc., applicables à l'industrie, pour remplacer les *chlorures de chaux*, assainir les villes, égouts, écuries, boyauderies, tanneries, poulaillers, magnaneries, désinfecter les matières fécales, les os, les mares stagnantes, purifier les hôpitaux, les écoles, les prisons, les amphithéâtres, les cadavres, etc., etc. ; faire des engrais insectifuges, etc., etc., applications que, jusqu'à ce jour, *j'ai vainement conseillées* et n'ai jamais pu tenter, épuisé que je suis par mes luttes contre mes contrefacteurs et privé des ressources nécessaires pour faire prévaloir mes idées ?

Si l'on ne compte que sur l'emploi de l'acide *phénique seul* pour obtenir tous ces résultats, *ils ne seront jamais réalisés*, tandis qu'en employant, comme je l'ai indiqué, toutes les *huiles acides* ou saponifiables que produisent en quantité immenses les *tourbes*, les *bois*, les *schistes*, les *boghead*, les *houilles schisteuses* et les houilles ordinaires, etc., on les réalisera aussitôt qu'*une personne ou une société intelligente et d'initiative* aura compris leur importance et leur facile exploitation, à raison du BAS PRIX AUQUEL CES SUBSTANCES POURRONT ÊTRE LIVRÉES AU COMMERCE.

Paris, le 10 mai 1867. — **P.-A.-F. B.**

DOCUMENTS.

N° 1.

Rapport présenté par M. KUHLMANN à la Société industrielle de Mulhouse.

(Inséré au numéro du 13 septembre 1866 du journal *les Mondes*, de M. l'abbé Moigno.)

Le goudron de houille est, comme chacun sait, un mélange de produits empyreumatiques divers. Ce mélange n'a rien de constant. La proportion et la nature de ses éléments varient avec l'origine de la houille qui l'a fourni, et suivant la manière dont la distillation a été conduite. On peut néanmoins les partager en deux groupes au point de vue de l'exploitation industrielle : les huiles lourdes et les huiles légères. L'auteur (M. *Bobœuf*) traite les huiles brutes de houille par une lessive de soude caustique. La réaction a lieu *à froid.*

Les huiles acides lourdes se dissolvent dans la liqueur alcaline, tandis que la benzine surnage. Il n'y a plus qu'à décanter et à la rectifier. *Le départ de la benzine se fait ainsi avec une grande économie de temps et de combustible et avec moins de dangers.* Il transforme ces huiles acides et caustiques en une liqueur miscible à l'eau et d'un maniement plus facile.

C'est ce savon de goudron que l'auteur appelle *Phénol sodique*, et qu'il recommande à la fois *à la médecine, à l'industrie, à l'agriculture.* L'auteur a mis à ma disposition une certaine quantité de sa liqueur; j'en ai envoyé une partie à l'hôpital civil, et plusieurs médecins ont bien voulu en étudier les effets dans leur pratique courante. Après plusieurs mois d'essais, on a reconnu que le *Phénol sodique* jouit effectivement de tous les caractères qui ont valu un succès de vogue à l'acide phénique. Il paraît l'emporter sur ce dernier pour guérir *les piqûres d'insectes et les morsures d'animaux venimeux;* il peut convenir dans le traitement de certaines affections de la peau, dans le *pansement des plaies infectes*, partout où le goudron rend de services, où la médication alcaline n'est pas contre-indiquée. Il peut être recommandé dans les *derniers soins à donner aux décédés*, pour *laver leur corps*, pour *assainir les appartements des malades, les amphithéâtres d'anatomie*, partout où il y a des *matières organiques en voie de décomposition.*

En résumé, bien que le *Phénol sodique* ne nous paraisse pas tenir dans le domaine de la thérapeutique toutes les promesses de l'auteur, M. Bobœuf n'en a pas moins rendu *un service signalé à l'industrie des tissus imprimés*, en provoquant, par son procédé, *un abaissement considérable dans le prix de l'aniline et de l'acide picrique.*

N° 2.

Copie de la lettre adressée en 1859 à M. Bobœuf par M. CAHOURS, examinateur pour la chimie à l'École impériale polytechnique, successeur de LAURENT, à la Monnaie.

Monsieur,

J'ai lu fort attentivement LE RAPPORT *si net et si consciencieux* de *M. Jacquelain*, relativement à vos travaux sur l'alcool phénique et l'acide picrique, ainsi que la teneur de vos brevets en ce qui concerne la préparation de ces produits.

Votre méthode d'extraction de l'alcool phénique et sa séparation d'avec les autres huiles qui l'accompagnent est fort ingénieuse et présente ce grand avantage : de permettre d'obtenir *immédiatement* un produit susceptible de se transformer entièrement ou presque entièrement en acide picrique sous l'influence de l'acide nitrique.

Ce mode de séparation si simple, SUBSTITUÉ AU MODE ANTÉRIEUR, *long et dispendieux, qu'indiquait auparavant la science, m'a vivement intéressé.*

Je ne doute pas qu'en poursuivant vos études sur les diverses natures des huiles de houille, vous n'arriviez à des résultats importants, susceptibles de fournir des débouchés à ces curieux produits.

Continuez vos travaux, Monsieur, car, dans mon opinion, *je vous crois engagé dans une excellente voie.*

Veuillez agréer, Monsieur, avec mes remercîments pour l'envoi que vous m'avez fait de votre travail, l'expression de mes sentiments distingués. *Signé :* A. CAHOURS.

N° 3.

Rapport de M. LAVERAN, médecin principal des armées.

Paris, le 18 février 1863.

» Monsieur le sous-intendant,

J'ai l'honneur de vous rendre compte du résultat des expériences entreprises à *l'hôpital militaire du Val-de-Grâce* sur l'action du phénate de soude, conformément aux prescriptions de votre lettre du 2 *novembre* 1861, et de *votre dépêche* du 14 *août* 1862.

L'acide phénique, décrit par Runge et Laurent, rendu soluble au moyen des oxydes alcalins avec lesquels il forme des sels définis, est la substance employée par M. *Bobœuf* sous le nom de *Phénol sodique*.

Comme les huiles acides, le PHÉNOL coagule l'albumine, ce qui le place à côté des acides minéraux et de l'acide citrique employés comme désinfectants ; d'autre part, en raison de son odeur très-pénétrante, il agit comme les produits fortement odorants, l'essence de térébenthine, la benzine, la nitro-benzine, le goudron, le coaltar, la créosote, qui substituent leur odeur particulière à celles des différentes fermentations putrides.

D'après les indications fournies par un Mémoire de l'auteur, le PHÉNOL a été expérimenté au Val-de-Grâce : 1° comme *hémostatique*, 2° comme *topique désinfectant*, 3° comme *moyen de conservation des cadavres*.

1° Les conditions qui favorisent l'écoulement du sang sont (en dehors des plaies artérielles, qui nécessitent l'emploi des moyens chirurgicaux) trop variables pour qu'il ne soit pas fort délicat de déterminer la puissance thérapeutique des hémostatiques. Il y a, dans cette appréciation une difficulté qui vient de la cessation spontanée du plus grand nombre des hémorrhagies et de la persistance opiniâtre d'un certain nombre d'entre elles, de sorte que tantôt toutes les substances hémostatiques paraissent également efficaces, et que tantôt elles échouent également. Le PHÉNOL de M. Bobœuf *a réussi presque constamment* dans des *hémorrhagies consécutives de la morsure des sangsues*, dans une hémorrhagie, suite d'une ulcération phagédénique du gland, enfin dans des *hémorrhagies répétées*, causées par l'ulcération d'un *cancer encéphaloïde*, dans un ensemble de conditions telles qu'il nous a paru avoir autant d'action que le perchlorure et le sulfate de fer.

2° Comme topique désinfectant, le PHÉNOL a été employé en dissolution dans la proportion de de 1/4 à 1/20. Son odeur, fortement pénétrante, s'est presque immédiatement substituée à celle des substances infectantes *sans irriter les plaies*. Il possède donc tous les caractères d'un *bon désinfectant :* la forme liquide, *une action non irritante* sur les tissus.

3° Comme moyen de conservation des cadavres, le PHÉNOL SODIQUE nous a donné un *résultat très-satisfaisant*. Nous conservons, depuis le 25 octobre 1862, un enfant d'une quinzaine de jours injecté par les carotides. Aujourd'hui, 18 *février 1863*, il est dans un *parfait état de conservation* et ne présente pas la moindre trace de décomposition. La seule odeur qu'il exhale, est celle du liquide employé à l'injection ; de sorte que le PHÉNOL-BOBŒUF paraît, comme agent de conservation, avoir le même avantage que le biborate d'ammoniaque.

En résumé, le PHÉNOL SODIQUE, *comme agent hémostatique*, nous a paru aussi efficace que les persels de fer ; *comme agent conservateur*, que le biborate d'ammoniaque ; *comme désinfectant*, avoir une efficacité évidente et *l'avantage de ne point irriter la surface malade*, ce qui résulte de l'application de certains désinfectants plus énergiques : le chlore, l'iode et leurs composés. *C'est une substance à admettre dans le formulaire des hôpitaux militaires.*

Veuillez agréer, etc.

Signé : LAVERAN.

N° 4.

Article publié par M. JOBARD, directeur du Musée royal de l'Institut belge, dans le *Progrès international* du 13 octobre 1861.

On trouve de tout dans le goudron, ce dégoûtant résidu dont on était heureux de pouvoir se débarrasser il y a quelques années ; mais il a fallu prendre la peine de chercher, et ce sont les jeunes chimistes qui l'ont fait avec le plus de succès : les uns ont trouvé des couleurs magnifiques et solides pour la teinture, les autres des parfums délicieux ; mais *M. Bobœuf* nous semble avoir été le plus favorisé en y trouvant *un hémostatique des plus puissants*, un *désinfectant des plus efficaces*, un *antiseptique des plus sûrs*, sans compter ses innombrables applications contre une foule de bobos quotidiens qui constituent les petites misères de la vie, telles que les *piqûres de guêpes*, *de cousins*, *de punaises*, *de vipères*, *de sangsues*, *de demoiselles*, etc.; il n'y a pas une fourmi, une chenille, un acarus, un insecte malfaisant visible ou invisible, qui ne soit à l'instant cataleptisé par l'acide phénique converti par M. Bobœuf en *phénate*, nous sommes tenté de dire en *phénoménate*, tant sont nombreux *les miracles qu'il opère* sur les ennemis nés des trois règnes végétal, animal et hominal.

Le *Phénol-Bobœuf* agit comme tanate ou coagulant de l'albumine et comme astringent. Il suffit d'appliquer des compresses imbibées de cette liqueur, *que l'on peut manier impunément*, sur les lèvres d'une coupure de veines ou d'artères, pour que *le caillot se forme aussitôt*, que *le sang s'arrête*, que *la douleur cesse* et que la plaie se ressoude en quelques jours, *sans aucune inflammation consécutive*. Les plaies suppurantes, les ULCÈRES invétérés *sont désinfectés et arrêtés dans leurs ravages*. Cela se conçoit, quand on sait, comme aujourd'hui, que tous ces ravages sont l'œuvre d'*animacules* morbifiques et miasmifères, que l'*odeur du Phénol asphyxie*, en laissant aux hominicules réparateurs la liberté de continuer leur œuvre de bourgeonnement naturel et louable, comme disent les médecins.

Les anciens auraient élevé au rang des dieux l'individu qui eût doté le monde d'un pareil bienfait ; l'Institut s'est borné à élever M. Bobœuf *à la dignité de lauréat*, après s'être, sans doute, bien assuré de l'efficacité de sa découverte ; mais en lui laissant le soin le plus difficile, *celui d'inventer un moyen rapide de la propager*, de façon à ce qu'on en trouve au plus tôt chez tous les *pharmaciens* chez tous les *médecins*, chez tous les *curés de village*, dans tous les *châteaux*, et *dans toutes les fabriques surtout*, où l'on ne voit que *plaies, blessures, brûlures et déchirures* qui privent, pendant plus ou moins de temps, les ouvriers de l'usage, indispensable pour eux, de leurs seuls *instruments de travail* : ainsi ce qui durait quinze jours *sera guéri dans quatre ou cinq*, et ainsi du reste.

» Ce n'est pas tout, et nous pouvons assurer que l'odeur seule du Phénol, *répandu dans un appartement*, fait cesser la toux ; *nous venons de l'éprouver nous-même ;* car nous tenons pour très-sage la recommandation des *Asclépiades* anciens et modernes, *faciamus experimentum in animâ vili !*

» Nous aurons soin de tenir nos lecteurs au courant des effets de ce *phénix de phénates* sur une superbe *bronchite* dont nous sommes en possession depuis un demi-siècle. L'effet agréable que nous a toujours fait la balsamique odeur de créosote et de goudron est un excellent symptôme de son efficacité sanative des voies aériennes, qu'on médicamente inutilement par l'œsophage, depuis des siècles, comme si l'on ignorait encore l'existence de la double voie d'embranchement des liquides et des aromes. Celui-ci ne chatouille pas aussi voluptueusement les papilles nasales des dames que l'essence de roses qui coûte 800 francs l'once ; mais le Phénol-Bobœuf ne coûte pas aussi cher, puisque l'inventeur prend l'engagement d'en expédier une bouteille pour essai, à tous ceux qui voudront l'essayer.

» JOBARD, directeur du Musée royal de l'Institut belge. »

N° 5.

Lettre de M. JOULIE, pharmacien de l'hôpital Saint-Antoine, à Paris.

Paris, le 27 octobre 1865.

Monsieur,

. . . . J'en ai fait employer un peu (du Phénol sodique) comme désinfectant et il a très-bien réussi. Ce que j'ai de meilleur à vous en dire, c'est que je l'ai employé sur moi-même, pour le pansement d'une petite plaie que je me suis faite à la jambe, par accident, et que je m'en suis parfaitement trouvé.

Je le considère comme un *très-bon hémostatique* qui a l'avantage de ne pas provoquer d'*irritation*.

Tout à vous.

Signé : JOULIE.

N° 6.

Compagnie du chemin de fer de l'Ouest (gare Saint-Lazare).

Employés auxquels le PHÉNOL SODIQUE BOBŒUF *a été appliqué avec succès à la suite de blessures :*

Mois de mars 1862. — MM. *Trébutien*, chef de bureau des expéditions ; *Delavenne*, sous-chef d'équipe ; *Pinot*, homme d'équipe ; *Duboc*, lampiste ; *Garriaux*, rue de Lyon, 71, voyageur blessé dans un train.

En foi de quoi nous avons délivré la présente attestation pour servir au besoin.

Paris, le 24 avril 1862. — *Le chef de gare, signé :* PRUDHOMME.

N° 7.

Mon cher Monsieur (Paris le 26 avril 1862),

M. *Paul Morin*, mon beau-frère, auquel j'ai remis pour ses ateliers deux bouteilles de votre *Phénol*, a eu dernièrement l'occasion d'en juger l'efficacité.

Son contre-maître a reçu à la tête *une blessure épouvantable*, causée par un éclat de fer. Cette blessure avait *cinq ou six centimètres d'étendue*. Des compresses appliquées instantanément et renouvelées trois fois dans les vingt-quatre heures ont complétement cicatrisé la plaie, empêché l'hémorragie, qui était à craindre, et guéri cet homme, qui, en termes d'atelier, *a la chair mauvaise* et dont les blessures ont ordinairement de la peine à se fermer.

Je suis autorisé à vous signaler ce fait, que mon beau-frère considère comme étant très-concluant.

Je suis certain que dans les *ateliers de forgerons, mécaniciens et autres*, où les blessures sont fréquentes, votre Phénol sera un jour *d'un usage journalier* et rendra, par conséquent, d'immenses services.

Agréez, avec nos remercîments, nos salutations empressées.

(Paul Morin et Cᵉ, 120, boulevard de Strasbourg.)   *Signé :* MICHELIN.

N° 8.

Lettre de M. le docteur Télèphe DESMARTIS, à Bordeaux.

Monsieur (Bordeaux le 10 août 1866),

Justice finira par être rendue à votre Phénol, qui chaque jour me prouve sa *constante efficacité*.

Il y a huit jours, mon excellente mère eut tout le pied droit échaudé par de l'eau *bouillante*. La douleur fut atroce.

Le pied fut mis dans de l'eau froide, à laquelle on ajouta environ *un dixième de Phénol*. En 20 minutes environ, *toute douleur cessa*.

Pendant la nuit et les jours suivants, on renouvela très-souvent des compresses imprégnées d'eau phénolée au sixième. Trois jours après, elle put appuyer le pied par terre, et aujourd'hui, huitième jour, elle est guérie.

Je dois donc la plus haute somme de reconnaissance au Phénol qui, en moins de huit jours, a guéri ma mère d'une *brûlure grave*, et a *arrêté* presque immédiatement *la douleur* et *les symptômes inflammatoires*.

Veuillez écrire *immédiatement* à mon excellent ami le docteur *Mougins de Roquefort*, médecin de l'hôpital civil et militaire d'Antibes (Alpes-Maritimes).

Il me demande des renseignements sur le Phénol; dites-lui de *ma part* qu'on *ne saurait dire trop de bien* de cette substance que je préconise.

Dites-lui aussi, je vous prie, que je lui écrirai sous peu de jours.

Sous peu de jours je vous signalerai de magnifiques succès obtenus par votre préparation. Je vous ai déjà annoncé que, d'après mes observations, votre Phénol est le spécifique des érysipèles, *même des érysipèles gangréneux*. Ce que j'ai à vous apprendre est un nouveau mode d'emploi du Phénol comme supérieur à tous les modificateurs possibles.

Signé : TÉLÈPHE DESMARTIS,

Médecin titulaire des *Sauveteurs médaillés* du Gouvernement.

N° 9.

Lettre de M. PENEAU, receveur des postes de Saint-Denis.

Paris, le 20 octobre 1866.

Mon cher Monsieur Bobœuf,

Je m'adresse à votre bienveillance pour que vous me cédiez un flacon de Phénol.

Je dois vous dire, sans intention de vous faire l'article, que je me suis occupé dernièrement de votre eau bienfaisante. *Le cardinal de Besançon*, Mgr MATHIEU, avec lequel je suis depuis longtemps en relation, venait d'avoir un accident assez grave. Montant en voiture, le marchepied s'est brisé sous lui et sa jambe a été cruellement labourée par le fer. Malgré tous les médecins et leurs médicaments, la cicatrisation n'avançait pas.

Informé de ce détail, je lui ai sur-le-champ envoyé deux bouteilles de Phénol. Cinq jours après je reçus une lettre de remercîments qui me disait que *l'eau avait fait merveille* et qu'il pouvait se mettre en route pour Strasbourg, où une fête religieuse l'appelait.

Vous voyez, Monsieur, que je ne néglige rien pour prôner ou plutôt pour dire la vérité sur votre belle découverte.

Veuillez croire à mes sentiments affectueux.

Le receveur des postes, A. PENEAU.

N° 10.

Voici maintenant la lettre de **Son Eminence le CARDINAL MATHIEU**,
adressée à **M. Peneau**.

Mulhouse, le 6 septembre.

Monsieur,

J'ai mille actions de grâces à vous rendre *de l'eau* (Phénol-Bobœuf envoyé) que vous avez bien voulu me destiner. Vous voyez que j'ai pu rompre ma captivité et venir aujourd'hui ici, d'où je dois me rendre à Strasbourg pour le jubilé anniversaire du sacre de l'évêque. Soyez donc entièrement béni, vous et les vôtres, pour le grand acte de charité que vous avez pratiqué envers moi.

Veuillez recevoir, Monsieur, l'assurance de ma considération très-distinguée.

Signé : MATHIEU. †

N° 11.

Lettre de M. le COMMANDANT DU GÉNIE, à Boulogne-sur-Mer.

Boulogne, le 3 octobre 1866.

Monsieur,

Votre Phénol a produit merveille, et je crois de mon devoir de vous en écrire *officiellement* quand nous aurons traversé complétement la période cholérique. Jusqu'à présent, et voilà tantôt six semaines que cela dure, le bataillon de chasseurs, d'un effectif de 800 hommes, n'a présenté que deux cas de cholérine insignifiants, et cela est d'autant plus étonnant que la caserne est *au centre de rues où on meurt comme des mouches*. L'administration des ponts et chaussées, qui vous a fait dernièrement une commande nouvelle pour elle et pour moi, s'en est aussi *très-bien trouvée*. Nous avons donc tout fait pour populariser votre belle invention.

Le Commandant du Génie, LESECQ.

N° 12.

Extrait de différentes lettres de M. HAYÈRE, médecin pharmacien, à Paris, faubourg du Temple, 133.

. . . Ce matin, après s'être rasé, un individu, en essuyant la lame de son rasoir, s'est enlevé la pulpe du doigt médius. *L'hémorrhagie était assez forte*, le sujet est très-sanguin. Une première application de charpie imbibée de Phénol pur a arrêté *presque instantanément* l'hémorrhagie.

29 avril 1866.

Avec le Phénol j'ai fait cesser dès la *première application* les accidents inquiétants d'une forte morsure de rat à la première phalange du pouce gauche, dont les moyens incendiaires n'avaient pas empêché les progrès du mal et avaient au contraire occasionné une grande inflammation des glandes axillaires.

J'ai arrêté l'hémorrhagie produite par l'enlèvement *du bout d'un doigt* chez un garçon boucher, qui a pu *travailler le lendemain* sans éprouver de douleur.

Le patron de ce même garçon boucher s'étant enfoncé la pointe d'un couteau dans les muscles de l'index gauche, il y eut *section d'une artère latérale* avec hémorrhagie très-forte. L'application de plusieurs galettes de charpie superposées et imbibées de Phénol ont arrêté le sang *presque instantanément*. Il n'y a eu *ni suppuration, ni sensation de douleur*.

Plusieurs cas de *brûlures*, de *morsures de chiens*, une morsure de chat, des piqûres d'outils, etc., ont été promptement guéris par l'emploi du Phénol ou avec l'eau phénolée.

1er juillet 1866.

Une *très-forte hémorrhagie* causée par la rupture, pour la première fois, *d'une varice* de la partie inférieure externe de la jambe gauche d'un charretier, a été *immédiatement arrêtée* par l'application de trois compresses superposées de charpie fortement imbibées de Phénol pur. Le sujet, robuste, pléthorique, sanguin, avait en quelques minutes perdu plusieurs litres de sang.

Dans la même lettre, M. Hayère rapporte le cas d'un ouvrier qui, à la suite d'une chute, portait à la tête *une blessure de vingt centimètres* environ ; — des accidents graves avaient suivi, la *gangrène* s'était mise dans la plaie. — Au bout de huit jours de pansements faits par M. Hayère avec le Phénol coupé de moitié d'eau, la plaie avait diminué dans tous les sens, les *points noirs gangrenés* avaient disparu pour faire place à des bourgeons charnus bien roses et de bonne nature.

13 juillet 1866.

On apporte à M. Hayère une enfant de vingt-deux mois, qui, étant tombée avec une bouteille, s'était fait une *coupure de huit centimètres* de long sur *six de large* au-dessus du poignet droit. *L'artère radiale était ouverte* dans une grande étendue. L'hémorrhagie avait *une abondance et une persistance effrayantes*. Des compresses superposées, bien imbibées de Phénol pur, arrêtèrent facilement l'hémorrhagie. L'appareil fut enlevé le quatrième jour, la plaie était belle et sans suppuration, et *l'entière guérison* fut obtenue avec des pansements au Phénol coupé de moitié d'eau.

24 juillet 1866.

« Jeudi dernier, écrit M. Hayère, le Phénol a arrêté une hémorrhagie causée par *l'amputation de la première phalange* de l'annulaire d'un enfant de cinq ans, amputation faite accidentellement par le couteau d'un boulanger. J'ai examiné la main de l'enfant tous les matins, et il n'y a eu ni *gonflement* ni *douleur des doigts* de la main et du bras. La charpie et les bandes ont été enlevées aujourd'hui mardi (cinquième jour), et *la plaie est très-saine*. »

N° 13.

Lettre de M. le docteur MENUET, d'Enghien.

« Enghien, le 2 septembre 1865.

» L'année dernière, à pareille époque, j'ai été appelé auprès de l'enfant du jardinier de notre célèbre vaudevilliste, *M. Clairville*. Cet enfant, âgé de trois ans, venait d'être assailli par *une nuée de guêpes* qui l'avaient *littéralement couvert de piqûres*. Le tempérament très-nerveux de l'enfant me faisait craindre des convulsions. En présence de Mme Clairville, je répandis sur le corps de l'enfant un flacon de *Phénol*-Bobœuf, je le frictionnai, et *au bout de dix minutes ses cris cessèrent*. Une demi-heure après, il s'endormit d'un sommeil *qui dura huit heures*. Le lendemain, il ne présentait plus que la trace des piqûres, au nombre de *cent cinquante à deux cents*.

» Dr MENUET.

» Je tiens à votre disposition deux observations de phlegmons graves dans le traitement desquels j'ai employé le *Phénol*. Le résultat en a été merveilleux : du jour au lendemain la sécrétion morbide avait changé de nature, et *la gangrène était arrêtée*.

» Dr MENUET. »

N° 14.

Lettre de M. le docteur MOUSSETTE, médecin de la Compagnie de Saint-Gobain, à Chauny.

« Chauny, 8 septembre 1866.

» Jusqu'alors, je ne compte *que des succès* en employant le *Phénol* dans la cholérine; non-seulement la diarrhée cesse, mais même les vomissements. Dès lors que la muqueuse gastro-intestinale conserve la puissance d'absorption, *je puis répondre de la guérison du malade.*

» J'ai fait l'essai du *Phénol* dans un cas d'eczéma chronique datant *de quatorze ans.* Le succès a dépassé mon attente. En quatre jours, il n'y a plus eu de trace de maladie, et cependant Dieu sait que d'argent le malheureux a dépensé pour se guérir et que de médicaments inutiles ont été employés !

» Dr MOUSSETTE ,

» *Médecin de la Compagnie de Saint-Gobain, à Chauny.* »

N° 15.

Lettre de MM. GÉRARD & Cie, gérants de la Savonnerie de l'Aigle, à Saint-Denis (Seine).

Saint-Denis, le 31 mai 1866.

Monsieur BŒUF, à Paris.

Dernièrement, un de nos ouvriers eut l'imprudence de mettre dans une de nos chaudières à savon en ébullition un seau de lessive froide, sans prendre la précaution usitée de le verser en décrivant un cercle, afin de répartir le liquide froid dans la masse du savon ; il en résulta une éruption de la pâte savonneuse qui s'éleva à plusieurs mètres au-dessus de la chaudière, et en un instant *couvrit cet ouvrier d'une trombe de savon bouillant chargé de lessive à 30 degrés* ; ce malheureux FUT BRULÉ DE LA FAÇON LA PLUS FACHEUSE.

N'ayant pu de suite trouver un médecin, et ayant lu dans le *Petit Journal* un article de M. *Timothée Trimm* sur les propriétés de votre Phénol sodique, nous eûmes l'heureuse pensée d'aller à votre usine de Saint-Denis en demander quelques flacons et d'en faire immédiatement l'application, au moyen de compresses imbibées dans une solution de Phénol étendue *dans 20 parties d'eau*, ainsi que vous l'indiquez pour les brûlures au deuxième et troisième degré.

Les résultats obtenus furent surprenants; grâce à votre Phénol, au bout de 10 à 12 minutes, *les souffrances intolérables* que notre ouvrier éprouvait *cessèrent comme par enchantement* ; au bout de quelques jours d'applications dans les mêmes proportions, il fut complétement guéri et reprit son travail. Aujourd'hui, *il ne porte même plus les traces de ses nombreuses brûlures.*

Nous venons donc, Monsieur, vous informer de ce fait dans tous ses détails, et vous adresser nos bien sincères remerciments, de plus, vous féliciter d'avoir su, par vos travaux, trouver un agent qui, par une application bien entendue, peut rendre les plus grands services à l'humanité.

Si vous pensez, Monsieur, que la présente attestation puisse vous être de quelque utilité, nous vous autorisons de grand cœur à en faire l'usage que vous jugerez convenable.

Agréez, Monsieur, l'assurance de ma parfaite considération.

GÉRARD ET C°.

Savonnerie de l'Aigle, 30, rue de la Briche, à Saint-Denis.

N° 16.

Applications agricoles. Lettre à la Société centrale d'Agriculture.

Voici, pour l'édification du jury, la communication que j'ai adressée le 23 décembre 1865 à M. le Président de la *Société impériale et centrale d'Agriculture :*

Monsieur le Président,

A l'une des dernières séances de la Société impériale et centrale d'Agriculture, M. *Chevreul*, un de ses membres, a présenté une note de M. le docteur Jules Lemaire relative à différentes applications qui, suivant l'auteur, pourraient être faites en agriculture, soit du *goudron de houille ou coaltar*, soit de l'acide phénique, de la benzine et de l'aniline, extraits de ce même goudron, ainsi que des *dissolutions aqueuses de l'acide phénique.*

Exclusivement occupé depuis dix ans de l'étude des corps dont M. Lemaire conseille l'emploi, je viens à mon tour présenter à la Société mes observations sur ces questions importantes.

J'espère lui démontrer brièvement :

1° *Que rien de ce que conseille M. Lemaire n'est nouveau, et que les moyens indiqués dans la note par lui présentée ne sont qu'une imitation,* TOUJOURS MALHEUREUSE, *des procédés décrits dans mon brevet du 14 juillet 1858* (ce brevet est imprimé à la suite de mon mémoire à l'Académie du 5 août 1865, que j'ai l'honneur de vous remettre, p. 76 et s., et p. 39 de cette brochure);

2° *Que les emplois conseillés par M. Bemaire du coaltar, ou goudron de houille, auraient pour effet d'absorber tout ce que l'industrie produit de cette matière; de restreindre,* SINON DE TARIR *la* PRODUCTION DE L'ACIDE PHÉNIQUE, DE LA BENZINE ET DE L'ANILINE, *également recommandés par lui, et enfin d'apporter, sans profit pour l'agriculture,* UNE PERTURBATION RUINEUSE DANS D'AUTRES INDUSTRIES;

3° *Que l'emploi du coaltar présenterait de sérieux inconvénients pour les cultures, et celui de l'acide phénique de graves dangers pour les personnes;*

4° *Qu'il est facile d'obtenir les résultats désirés, plus sûrement, plus efficacement et à bien meilleur marché, au grand avantage de l'agriculture, et sans préjudice, pour d'autres industries : — soit au moyen de coaltars artificiels, composés d'éléments toujours définis et identiques; soit en employant les dissolutions aqueuses des huiles essentielles impropres à la production de matières tinctoriales appropriées d'une manière constante aux besoins de l'agriculture.*

I. — Établissement de priorité en ma faveur.

Sur ce point je glisserai rapidement.

Je ferai d'abord remarquer que M. Lemaire, en présentant à la Société impériale d'agriculture sa récente note, n'a guère fait que lui offrir de vieilles nouveautés glanées dans son ouvrage sur l'acide phénique, dont il a offert la primeur au public en 1863.

Dans cet ouvrage, M. le docteur Lemaire a su tirer un remarquable parti des travaux de ses prédécesseurs et notamment des miens. — En effet :

Dans mon brevet de 1858, je fais d'abord connaître que toutes les huiles essentielles de houille, de bois, schistes, etc., ont non-seulement la propriété de *conserver* les substances animales inertes ou de *détruire* les substances animales vivantes, mais encore celle de se *dissoudre* en partie dans l'eau, à laquelle elles communiquent leur vertu *conservatrice* ou *destructive*, — et qu'on peut, en conséquence, employer ces dissolutions aqueuses quand on n'a pas besoin d'une trop grande énergie. A la ligne 25 de la même page, je conseille *l'emploi des huiles neutres de houille pour le traitement des arbustes,* etc.

A la page 80, ligne 10, je reviens sur ce sujet et j'indique le mode de traitement, par les dérivés *du goudron de houille,* des maladies des arbres, arbustes et plantes, qui sont produites *par des parasites.*

Plus bas, à la même page, j'enseigne le moyen *d'obtenir par les mêmes agents,* divisés avec le *sable,* la *terre,* la *sciure de bois* ou *la naphtaline,* l'éloignement des *insectes* qui ravagent les jardins, détruisent les semences, ruinent les jeunes plants ou incommodent les animaux.

Page 83, ligne 4, j'indique la substance et le mode d'emploi pour *chauler* et conserver les grains.

Enfin, page 89, dans un paragraphe spécial, j'indique comment, avec *les huiles neutres de houille mélangées au brais sec de houille ou de bois,* on conservera *les bois, les métaux, les échalas, les instruments aratoires,* etc.

Je ferai remarquer en passant que dans ce même brevet (page 84, ligne 41) j'indique encore, bien longtemps avant que M. le docteur Lemaire y ait pensé, qu'avec l'acide phénique et le *Phénol sodique,* on obtiendra *la guérison des maladies* occasionnées par des animalcules tels que : *la gale,* etc., dont M. Lemaire parle beaucoup dans son ouvrage, et dont il a cru devoir dire un mot à la Société impériale.

Or, la note de M. Lemaire à la Société d'agriculture est d'hier, son livre de la fin de 1863; — mon brevet est *du 14 juillet 1858,* et ne fait que résumer mes travaux et mes brevets antérieurs.

En ce qui concerne la priorité que je réclame, je crois donc avoir fait ma preuve.

II. — A quoi aboutiraient l'emploi et l'absorption des goudrons de houille par l'agriculture.

J'ai dit que l'emploi des goudrons de houille par l'agriculture apporterait de graves perturbations dans d'autres industries.

Ici ma démonstration sera courte et facile :

Si les agriculteurs, d'après les conseils de M. Lemaire, employaient les goudrons de houille à toutes les applications qu'il indique, ils seraient bientôt forcés d'y renoncer, parce que les goudrons augmenteraient de prix d'abord, mais ensuite et surtout parce qu'ils auraient besoin d'en consommer *infiniment plus que le commerce ne pourrait leur en fournir.*

La production du goudron de houille n'est que l'accessoire et la conséquence d'une industrie principale, la fabrication du gaz d'éclairage; cette production est donc très-limitée et ne pourrait suffire aux besoins de l'agriculture, si les théories de M. Lemaire passaient dans la pratique agricole.

Et si les goudrons produits recevaient tous l'affectation dont je m'occupe, sait-on ce qu'il arriverait?

Je suis étonné que M. Lemaire n'y ait pas songé.

Mais il arriverait d'abord qu'il ne pourrait plus trouver lui-même, pour médicamenter ses malades, *un gramme de l'acide phénique qu'il recommande aux fermiers* pour préserver leurs étables, leurs greniers et leurs fumiers des insectes, ainsi que pour guérir leurs animaux.

L'acide phénique, en effet, ne peut, dans l'état actuel de la science, être obtenu commercialement que par la distillation des goudrons de houille.

Et ce n'est pas de l'acide phénique seul que la production se trouverait ainsi paralysée ou tarie. C'est cependant par centaines de mille kilogrammes que l'industrie l'emploie annuellement pour la fabrication de l'acide picrique, de l'acide rosolique, etc., etc.

Il y aurait encore suppression de production de la benzine, de l'aniline et de leurs dérivés, la nitrobenzine, la fuschine, la rosaniline, ainsi que de tant d'autres produits également et exclusivement extraits des goudrons de houille ; ainsi se trouveraient mutilées et, dans certains endroits, ruinées, les deux grandes industries qui fabriquent et qui emploient les matières tinctoriales,

Ce ne seraient pas encore les seules.

J'admets cependant qu'une telle perspective ne fasse pas reculer devant l'emploi du coaltar ; j'admets également que tout le coaltar n'y passe pas, et qu'il en reste pour fabriquer de l'acide phénique, de la benzine, etc., en sorte qu'on puisse appliquer complétement et dans tous ses détails le système entier de M. Lemaire.

Eh bien, malgré cela, je dis encore aux agriculteurs : N'employez ni le coaltar, ni l'acide phénique, surtout de la manière dont on vient de vous les recommander.

Je vais expliquer pourquoi.

III. — Inconvénients du coaltar. — Dangers de l'emploi de l'acide phénique.

A. *Inconvénients du coaltar.* — J'ai dit que l'emploi du coaltar présentait des inconvénients : ils sont de plus d'une sorte.

D'abord cette matière ne se rencontre pas partout : en l'employant brute, telle qu'elle se présente après la distillation de la houille pour fabriquer le gaz d'éclairage, on la paiera nécessairement assez cher aussitôt que l'emploi s'en généralisera, puisqu'elle n'aura pas encore été dépouillée des substances précieuses qui se trouveront perdues pour l'industrie qui en a besoin, et cela sans profit pour l'agriculture. L'acheteur aura à payer des prix de transport fort onéreux.

Je suppose néanmoins que cette considération ne le touche pas. Il a acheté, au prix qu'on lui en a demandé, du goudron de houille : les barils sont là, dans la cour de la ferme, et, le livre de M. Lemaire à la main, ou d'après toutes autres indications, il va se mettre à préparer de la *terre coaltarée* à trois ou cinq pour cent, suivant la formule.

L'opération n'est pas précisément commode ; je ne parle pas de la fatigue, nos paysans sont durs à la peine ; mais le *coaltar* est plus solide que liquide, il est gras, visqueux, difficilement divisible, en sorte que, quelle que soit l'espèce de terre employée, il faudra un temps assez considérable et des soins particuliers pour obtenir une association intime et surtout uniforme de la substance préservatrice et de la terre.

Je laisse encore cette difficulté de côté. L'amalgame est fait *secundum artem*, il n'y a plus qu'à l'employer suivant le mode et dans les proportions décrétés par M. le docteur Lemaire.

Peut-être le cultivateur fera-t-il bien d'attendre un peu et de lire ceci ;

« Ce goudron qui lui a coûté si cher, ce mélange de terre et de goudron qui lui a pris tant de soins et de temps, tout cela peut fort bien, ou ne rien faire à ses cultures, ou leur occasionner du dommage, selon que le goudron viendra de telle ou telle usine, selon aussi que la houille qui l'aura produit aura telle ou telle origine ; — qu'elle aura été distillée à Paris ou dans toute autre ville, qu'elle sera française, belge, prussienne ou anglaise, et suivant surtout que ce goudron contiendra en plus ou moins grande quantité les huiles à la présence desquelles il doit son action. »

C'est ce que j'ai eu l'honneur de démontrer à l'Académie des sciences dans un mémoire déjà vieux, en date du 9 septembre 1859, rappelé plus haut.

M. Lemaire lui-même a reconnu le bien fondé de mes observations, qu'*il transcrit dans son ouvrage sur l'acide phénique*, en exprimant le regret que nous ne possédions pas un moyen de *titrer les goudrons.*

Voici ce que je disais alors en substance et que je réaffirme aujourd'hui :

« Tous les goudrons sont loin d'être constamment identiques et varient sans cesse de richesse et de composition, d'abord suivant la nature des houilles ou des bois, et ensuite suivant le mode et le degré de chaleur employés dans les distillations pour en extraire les produits primitifs. Un exemple, basé sur des faits que l'on pourra vérifier dans les usines du Gaz parisien, situées à la gare d'Ivry et à la Villette, fera mieux comprendre mon allégation et la justifiera.

» 1,800 kilogrammes de goudron de houille de Paris donnent à la distillation 80 *kilogrammes seulement* d'huile légère de houille, tandis que 1,800 kilogrammes de goudron provenant de la barrière Fontainebleau en rendent 100 kilogrammes et que 1800 kilogrammes de goudron venant de Chartres en produisent au contraire 150 à 160 kilogrammes.

» Comme on le voit, la différence est grande ; d'où provient-elle ?

» Elle provient d'abord de la nature différente des houilles, soit, si elles sont de même provenance, des appareils distillatoires mieux appropriés, de l'intelligence des opérateurs, ou bien encore du plus ou moins d'intensité ou de continuité du feu employé dans les usines à gaz pour extraire ou transformer les éléments de la houille en gaz par la distillation, d'où il résulte que : alors que Paris produit 100 mètres cubes de gaz avec une quantité donnée de houille, Fontainebleau n'obtient que 80, et Chartres 50 ; aussi les huiles contenues dans la houille distillée à Chartres, ayant été moins décomposées par la chaleur que celles de la houille distillée à Paris, il s'en est suivi que les goudrons de Chartres sont restés beaucoup plus riches en huile de houille que ceux de Paris.

» Les progrès qui s'accomplissent tous les jours dans l'industrie, qui assurément ne retournera pas en arrière, ne pourront donc que rendre de jour en jour les goudrons de houille de moins en moins propres à obtenir des résultats constants.

» Les goudrons de bois, qui sont aussi un des produits résidus de la distillation du bois, éprouvent les mêmes variations, et c'est probablement à cause de ces effets variés produits par l'eau de goudron qu'ensuite on aura renoncé à son emploi comme donnant des résultats trop incertains et quelquefois contraires. »

Ce qui était vrai en 1859 ne l'est pas moins aujourd'hui.

Ainsi donc, le goudron, suivant la nature des houilles employées et le degré de perfection de la distillation, peut contenir tantôt plus, tantôt moins d'huiles de houille. — Et ces huiles elles-mêmes sont de deux sortes, *neutres* ou *acides*, en proportions non moins variables et indéfinies.

On voit maintenant le danger, et on le comprendra d'autant mieux que c'est à la seule présence de ces huiles que le coaltar doit les vertus qui en font recommander l'emploi, comme aussi c'est à à leur présence seule qu'il doit les inconvénients contre lesquels je voudrais prémunir les cultivateurs.

Ces huiles, je le répète, sont de deux sortes, les unes *acides*, vénéneuses et corrosives, les autres *neutres*. Dans tous les cas indiqués par M. *Lemaire* et dans tous autres analogues, c'est par la vertu de ces huiles que le coaltar agira comme *insecticide* et *préservateur.*

Il faut donc rejeter le coaltar à raison de la variabilité de sa composition, car s'il est pauvre en huiles, il ne produira aucun effet; — s'il est trop riche, au contraire, ou si les huiles acides y dominent, il détruira quelquefois ce qu'on voudrait lui faire préserver.

B. — Dangers de l'acide phénique. — Peu de mots me suffiront ici :

L'acide phénique est *une des huiles acides* extraites du goudron de houille; — c'est *la plus violente, la plus dangereuse à manier.*

Plus lourd que l'eau, l'acide phénique ne se dissout pas dans ce liquide au delà de 3 0/0. M. Lemaire affirme en dissoudre 5 : il doit se tromper ; je ne veux pas, dans tous les cas, traiter ce point en ce moment.

Je connais l'acide phénique ; je l'ai assez étudié et manié pour avoir eu le bonheur d'en faire en peu de temps tomber le prix de *150 francs à 3 francs* le kilogramme, — et je sais aussi à quels dangers son maniement expose même les plus habiles et les plus habitués. M. Lemaire aussi en sait quelque chose.

Je cite de nombreux exemples d'accidents occasionnés par l'emploi de l'acide phénique dans mon mémoire du 10 août 1865 à l'Académie des sciences, page 35. Je puis encore ajouter celui d'un de mes ouvriers qui, il y a peu de temps, a eu le genou horriblement brûlé par quelques gouttes d'acide phénique qu'il n'avait pas senties tomber sur son pantalon.

Introduire l'acide phénique dans les fermes, pour y être manipulé et réduit par leurs habitants en solutions aqueuses plus ou moins étendues, *serait une haute imprudence.*

Il me reste maintenant à remplir la dernière partie de mon programme, et à montrer à la Société impériale comment il sera facile d'obtenir avec sécurité, efficacité et bon marché, non-seulement les résultats annoncés par M. le docteur Lemaire, mais une foule d'autres.

V. — Moyens proposés pour l'éloignement et la destruction des insectes nuisibles, la conservation des grains, l'assainissement des établissements agricoles, la préservation des épizooties, le traitement des maladies des animaux, etc.

J'ai démontré que, le coaltar ou goudron de houille agissant en vertu de certaines huiles qu'il contient, il était préférable et même nécessaire de recourir directement à l'emploi de ces huiles elles-mêmes, dont la présence dans les goudrons n'est jamais ni certaine, ni dans des proportions identiques. J'ai démontré aussi que, parmi ces huiles, les unes seraient perdues sans profit pour l'agriculture, et que d'autres pourraient au contraire être nuisibles.

Le remède à tous ces inconvénients se trouve dans mon brevet de 1858, dont l'objet général se résume en deux mots :

Séparation immédiate des diverses huiles essentielles végétales et minérales;

Applications raisonnées de ces huiles séparées, soit à leur état neutre ou acide, soit à l'état de transformation, qui, pour l'agriculture, se fera en dissolvant le résidu de la distillation des coaltars, que l'on appelle *brai*, soit dans les huiles neutres, seules ou additionnées d'huiles acides en proportions constantes, soit dans les huiles acides (que je nomme acide phénique commercial). On obtiendrait ainsi des COALTARS ARTIFICIELS bien supérieurs aux coaltars naturels, puisqu'ils pourront être de composition invariable (1).

Au lieu donc de recommander aux agriculteurs l'emploi du goudron, on pourra mettre à leur disposition, à moindres frais, soit, sous un volume restreint, les seules parties de ce goudron qui lui sont nécessaires, soit des *coaltars artificiels* qu'on trouvera constamment les mêmes. Ils n'auront pas à payer au-dessus de leur valeur réelle des produits dont ils priveraient d'autres industries, qui leur feraient concurrence pour se procurer les substances qui leur sont indispensables.

L'association des agents préservateurs à la terre, au sable, à la sciure de bois ou à tout autre corps, s'obtient alors facilement et promptement.

Le cultivateur saura toujours ce qu'il emploiera, puisqu'il n'aura plus que des substances stables, définies et d'une composition toujours identique.

Donc, économie de temps, d'argent, certitude du résultat, suppression de tout danger.

Traitement des plantes et arbres. — Pour le traitement des arbustes, des plantes, etc., on emploiera, suivant la nature, l'âge et la force du sujet, les dissolutions aqueuses des huiles de houille, dont j'ai reconnu et signalé *le premier* aux corps savants les *propriétés anti-miasmatiques , insecticides et insectifuges,* soit neutres ou légèrement acidifiées par des huiles acides.

Rien de plus facile à préparer que les dissolutions aqueuses de ces huiles, solubles dans l'eau à raison de 2 à 3 0/0. Il suffit de verser dans une quantité donnée d'eau la proportion voulue d'huile, 1 0/0, 2 au maximum, et de bien agiter.

(1) Je suis breveté pour cette fabrication de coaltars artificiels.

Destruction des insectes. — On se servira de ces solutions pour arroser et laver le tronc des arbres qui seraient envahis par les insectes, tels que les différents vers xylophages, le scolyte, l'hylésine, le capricorne, les cerambyx, pyrales, etc. On les emploiera à l'aide d'une pompe à main pour atteindre les nids de chenilles. — La ville de Paris s'en est bien trouvée *pour l'échenillage du bois de Boulogne.*

Quand on voudra agir sur les animaux qui attaquent les végétaux par les racines, qui dévorent les semences, il vaudra mieux alors répandre sur le sol le coaltar artificiel et normal divisé avec la terre, le sable, etc.

Soin des animaux. — C'est par le même procédé qu'on assainira les écuries, étables, poulaillers, colombiers. — Des volailles qui auront la faculté de se rouler dans de la terre ainsi préparée se préserveront ou se délivreront des mites et des poux qui les rongent.

On débarrassera également et on préservera les grands animaux des insectes et des parasites en les saupoudrant avec la même terre ou en les brossant avec la solution aqueuse d'huile de houille à 2 0/0.

Conservation des grains. — Quand il faudra préserver les grains dans les greniers et les mettre à l'abri de la teigne, de l'alucite, du charançon, etc., on se servira de cylindres ou boites en tôle métallique ou en bois percés de trous, dans lesquels on placera soit de l'étoupe, soit des chiffons ou des éponges imprégnées de coaltar artificiel, d'acide phénique, d'huiles neutres acidifiées d'une manière normale, ou enfin de Phénol sodique ; on pourrait aussi remplir les mêmes objets de phénate de chaux. On évitera ainsi le contact des grains avec l'agent préservateur.

Même résultat en introduisant dans les tas de blé des planches récemment enduites de peintures ou vernis insectifuges dont je vais parler, ou bien associant à l'aire des greniers les coaltars artificiels ou de la naphtaline.

Hygiène des écuries, étables, etc. — *Épizooties.* — Dans les temps d'épizootie, ou quand on redoutera quelqu'un de ces fléaux, et mieux encore en tout temps, on devra :

Laver fréquemment les rateliers, mangeoires, etc., ainsi que le sol des étables et écuries, avec les solutions aqueuses d'huiles acidifiées, et de préférence avec le Phénol sodique, ou y répandre de la terre, du sable, de la sciure ou tout autre corps, préparés comme il a été dit. On peindra toutes les boiseries avec les vernis hygiéniques et insectifuges décrits au paragraphe suivant.

Peintures et vernis hygiéniques. — Ces vernis, découverts par moi, décrits dans mes brevets de 1858, employés aux usages indiqués, rendront plus de services que les goudrons eux-mêmes.

Frappé des richesses contenues dans les goudrons, pressentant les innombrables applications que l'avenir réservait aux différents produits qu'ils renferment, je voulus conserver ces précieux agents pour les besoins à venir sans les empêcher de rendre à l'industrie les services qu'elle était habituée d'en recevoir, mais aussi en ne leur demandant ces services qu'après leur avoir arraché par la distillation tout ce qu'ils pouvaient donner de produits jusque-là perdus ou employés à des usages secondaires.

Le goudron ne servait guère, il y a dix ans, qu'à la fabrication de vernis communs, destinés à garantir les tôles, les bois et les murailles des influences atmosphériques.

Je me fis alors breveter pour des vernis analogues et même supérieurs, extraits aussi des goudrons de houille, mais seulement *après que la distillation les avait dépouillés de toutes leurs huiles précieuses.*

De la sorte se trouvent réservées et conservées, pour les applications hygiéniques et industrielles dont elles sont susceptibles et la production des magnifiques couleurs que l'on connait, les huiles légères, les huiles neutres et les huiles acides qui produisent l'acide phénique.

Après l'obtention de ces produits si recherchés, il ne reste plus alors que les seules parties solides du goudron, constituant la substance connue sous le nom de *brai.*

Ce brai, refluidé avec les huiles neutres sans valeur, ou avec des huiles acides incristallisables (suivant que l'on veut des vernis préservateurs de l'oxydation ou puissamment insecticides), forme un vernis nouveau infiniment supérieur à ceux préparés avec les goudrons bruts.

Ces vernis ont sur les autres l'avantage d'être beaucoup *moins visqueux* et *plus siccatifs* que ceux au goudron, qui sèchent seulement après la volatilisation des huiles qu'ils renferment. On a ainsi des vernis spéciaux, constamment identiques, — soit complétement *neutres* et propres au vernissage des métaux, qu'ils n'oxydent plus, en dissolvant le brai dans des huiles neutres, — soit des vernis *insecticides,* en dissolvant le brai dans l'acide phénique ou les autres huiles acides extraites du goudron.

Si on voulait préparer ainsi des vernis blancs, il faudrait employer l'*arcanson* ou toute autre résine soluble dans ces huiles.

Conservation des bois de construction, ustensiles aratoires, etc. — L'emploi des peintures et vernis décrits ci-dessus assurera la conservation des bois employés aux constructions rurales, et les mettra à l'abri des rongeurs, tarets, termites et autres.

Ces peintures et vernis protégeront les instruments aratoires contre les influences atmosphériques et l'oxydation. Pour obtenir des peintures insectifuges, il suffira d'ajouter les matières colorantes voulues dans le vernis fait avec les huiles acides.

Médecine vétérinaire. — Pour la guérison du plus grand nombre des maladies des animaux, comme de l'homme, j'ai créé une combinaison particulière d'acide phénique, à laquelle j'ai donné le nom de *Phénol sodique.* Ce sel alcalin d'acide phénique a toutes les vertus salutaires de l'acide phénique et ne présente aucun de ses multiples inconvénients. Un grand nombre de vétérinaires, de propriétaires et d'éleveurs l'emploient journellement avec succès à la guérison des maladies suivantes :

Chez le cheval : Les brûlures, atteintes, crapaudines, crevasses, dartres, malandres, tumeurs, eaux aux jambes, toutes les plaies, blessures, ulcères et abcès, les couronnements, froissements d'épaules, démangeaisons, gangrène, échauffement et pourriture de la fourchette, blessures des barres, gale, teigne, javart, cors, farcin, charbon, piqûres et morsures venimeuses, etc., etc.

Chez les espèces bovine, ovine et porcine : — Toutes les maladies analogues à celles énumérées ci-dessus, les maladies vermineuses, l'avant-cœur ou anti-cœur, la limace, le noir museau ou vivrogne, le piétin, etc.

Le *Phénol sodique* guérit également le plus grand nombre des maladies du *chien,* notamment celles de la peau, telles que *la gale.*

On l'emploie aussi avec succès pour les diverses affections de la volaille et surtout pour l'assainissement des poulaillers et la destruction des insectes qui pullulent dans les poulaillers, pigeonniers, couvoirs, pondoirs et autres endroits affectés aux animaux de basse-cour.

CONCLUSION.

J'espère avoir tenu les promesses contenues dans le sommaire posé en tête de cette note. Je l'aurais voulue plus brève, et néanmoins il me reste bien des choses à dire sur l'emploi des produits de la distillation de la houille et toutes les applications qu'un *avenir prochain leur réserve* dans les cultures intelligentes et progressives. Une autre fois, si je ne crains pas d'importuner la Société Impériale, je lui adresserai quelque nouvelle communication, dans laquelle je n'aurai pas le regret de consacrer un temps et un espace qui pourraient être plus utilement employés, à une polémique que je n'aime pas, à des réclamations et à des récriminations qui ne sont pas dans mon caractère.

Un mot encore, et je termine :

J'ai indiqué à la Société le parti que l'agriculture pouvait tirer des huiles de houille ou des *coaltars artificiels.* — Aujourd'hui encore ces huiles sont relativement chères.

Si Dieu continue à me prêter santé et énergie; — si je trouve *l'appui financier qui me fait actuellement défaut,* je fournirai à nos cultivateurs des agents aussi précieux et à bien meilleur marché, en traitant en grand, comme je l'explique dans mes brevets, une foule de substances qui renferment des huiles antimiasmatiques et insecticides, en quantités telles que ces produits pourront bientôt, peut-être, être livrés à des prix dont la modicité en généralisera l'usage.

Recevez, Monsieur le président, l'assurance, etc.   P.-A.-F. BOBŒUF.

N° 17.

(Extrait des Annales de la Société entomologique de France.)

Du **PHÉNOL-BOBŒUF** pour la conservation des collections d'entomologie,

par **M. Th. GOOSSENS**, 99, Faubourg-Saint-Martin, à Paris.

(Séance du 10 octobre 1866.)

Depuis que l'on s'occupe de faire des collections, on s'est aussi préoccupé des moyens préservatifs pour en assurer la durée. Ces moyens, vous les connaissez généralement tous, mes chers collègues, et vous avez été à même d'en constater l'inefficacité.

En 1860, cette question faisait l'objet d'un rapport consciencieux imprimé dans nos annales. Si vous vous le rappelez, M. Leprieur proposait à cette époque l'emploi de l'alcool arsénié, qui, comme préservatif, est beaucoup meilleur que le camphre ou le mercure roulant.

Mais l'alcool arsénié présentait au moins un inconvénient. Il fallait soumettre, en effet, le sujet que l'on voulait conserver à une immersion préalable. De là un emploi restreint, impossible pour les collections d'Hyménoptères, de Lépidoptères, de Diptères, etc.

En même temps M. Sichel indiquait la strychnine dissoute dans l'éther sulfurique, moyen excellent pour les insectes attaqués, mais ne permettant pas encore à l'entomologiste l'abandon temporaire de sa collection.

Or, vous le savez, Messieurs, le temps est chose précieuse et qui manque le plus souvent aux naturalistes. Les journées passées à assurer la conservation des collections d'insectes sont perdues pour l'étude et les recherches, et il ne faut pas que le désir bien naturel de conserver nos richesses entomologiques absorbe tous nos loisirs au détriment de la science. Les moyens de conservation doivent donc être tout à la fois efficaces, expéditifs et peu coûteux.

Je ne vous parlerai ni du savon de Becœur, dont l'emploi est insuffisant pour les Lépidoptères; ni du nécrentôme, dont l'achat est onéreux et dont l'efficacité n'est pas très-bien prouvée. M. Leprieur a traité mieux que je ne le ferais ces différents moyens.

Mais j'ai regardé comme une bonne fortune pour l'entomologie les renseignements contenus dans une note lue dans la séance du 8 février de l'année dernière (1865) par notre secrétaire et envoyée par M. Gerber (de Bâle).

M. Gerber proposait, en effet, comme agent conservateur, un mélange d'acide phénique et de quinze parties d'éther. Cette note m'avait paru digne d'attirer l'attention de notre Société à un double point de vue: d'abord parce que, chez M. Gerber, l'entomologiste est doublé d'un chimiste distingué, et en second lieu parce que l'agent proposé sortait du goudron, qui à notre époque a déjà donné des produits puissants et inattendus.

Comme confirmation, quelque temps après, au mois de juin, M. de Bompart, sous-directeur du musée d'Orléans, nous indiquait le coaltar, goudron de houille, qu'il avait employé durant plusieurs années avec succès, surtout en ce qui concerne la collection du Musée, qu'il avait trouvée dans un état pitoyable de conservation.

Enfin, il y a quelques jours, une voix autorisée, qui sait toujours se faire écouter avec un vif intérêt, — j'ai nommé notre savant collègue M. le Dr Laboulbène, — nous a entretenus un instant de l'acide phénique. C'était lui donner droit de cité dans nos collections.

C'est donc de cet agent essentiellement moderne que je viens vous dire quelques mots, et je le fais avec d'autant plus de confiance que depuis longtemps déjà j'en ai expérimenté l'efficacité.

C'est dans le principe actif des goudrons que se trouve le salut de nos collections. Aujourd'hui cela ne fait pas de doute pour moi.

Les derniers moyens proposés, le goudron de houille ou coaltar, l'acide phénique, le goudron dissous dans l'éther, sont de proches parents. Evidemment l'agent préservatif est là.

Reste une question non moins intéressante, celle de l'emploi facile et peu coûteux.

On a bien reconnu *à priori* l'efficacité de ces divers produits, mais on a déclaré qu'il restait à trouver la substance avec laquelle l'acide phénique pourrait se combiner pour le rendre soluble et sans danger, un mélange enfin conservant les avantages insecticides sans en garder aucun des inconvénients.

Eh bien, Messieurs, la chose est faite ; bien mieux, vous la connaissez tous. *C'est le Phénol sodique de M. Bobœuf ;* M. Bobœuf est arrivé à ce résultat, il y a une dizaine d'années, en alliant à une base alcaline la soude, avec laquelle l'acide phénique forme alors une combinaison et un sel défini *d'une application et d'un maniement complétement inoffensifs.*

Je n'ai pas besoin de vous énumérer les qualités du Phénol ; l'*Académie des sciences et la presse française* s'en sont assez occupées pour que vous ne les ignoriez pas. Vous savez *quelles applications générales* on en a faites dans ces derniers temps de *maladies épidémiques et d'épizooties.*

Je vous ai dit que je connaissais l'excellence de ce moyen de conservation par expérience. J'ai effectivement eu l'idée de l'employer depuis un an, et je dois déclarer que depuis lors je n'ai pas eu à constater *le moindre cas de destruction* ; pas une Anthrène, pas un seul Dermeste, rien ne s'est rencontré dans mes boîtes.

La solubilité du Phénol permet facilement de l'allonger de 3/4 d'eau sans en amoindrir l'efficacité. Une petite fiole de Phénol ainsi corrigé, fixée à l'angle des boîtes d'une collection, et bouchée par un tampon de coton, et tout est dit. La dépense s'élève à peine à un centime par boîte et par an.

J'ajouterai encore un fait : pendant quinze jours j'ai placé quelques *Halias chlorana* et *quercana* et une *Geometra papilionaria* dans une boîte en compagnie d'un récipient plein de Phénol pur pour m'assurer si les vapeurs caustiques de cet acide attaqueraient les couleurs si délicates de ces espèces, qui s'altèrent même sous l'action de la lumière. Il n'en a rien été, et le Phénol est sorti victorieux de cette épreuve.

En résumé, Messieurs, je crois de mon devoir de vous recommander vivement *l'emploi du Phénol-Bobœuf,* comme le *meilleur agent connu pour la conservation de nos collections* et comme réunissant les qualités essentielles que peut désirer un entomologiste amoureux de sa collection.

N° 18.

La presse de Paris et des départements s'est à plusieurs reprises occupée du *Phénol.* Voici entre autres, deux articles extraits, l'un du *Sémaphore* de Marseille, du 4 octobre 1865 ; l'autre de la *Gazette de France,* du 14 septembre 1866.

Le premier est signé de M. *Aubin,* pharmacien de 1re classe à Marseille et membre du Conseil d'hygiène de cette ville ; le second, par M. J. *Rambosson,* rédacteur de *la Gazette.*

1° Article du SÉMAPHORE

Désinfectants.

Parmi tous les agents de désinfection et de purification, le chlore est encore celui qui jusqu'à présent a été le plus généralement employé. On le produit en laissant décomposer à l'air le chlorure de chaux humecté d'eau, ou bien au moyen de la fumigation de Guyton-Morveau, qui consiste dans un mélange de chlorure de sodium, de peroxyde de manganèse et d'eau, le tout traité par de l'acide sulfurique, ou encore par l'action de l'acide chlorhydrique sur le peroxyde de manganèse. Les fumigations de Guyton-Morveau sont surtout employées toutes les fois qu'il faut agir énergiquement et promptement sur des miasmes, sur des gaz putrides ou sur toutes les matières qui infectent l'air.

Mais les dangers qui peuvent résulter de ces fumigations, pour les opérateurs ou pour les personnes soumises à leur influence, sont assez sérieux pour que l'on ait cherché d'autres moyens de désinfection qui ne présentent aucun inconvénient pour la santé.

Depuis quelque temps l'acide phénique paraît être destiné à remplacer non-seulement toutes les poudres dites désinfectantes connues, mais même le chlore. Les travaux de MM. les docteurs Déclat et Lemaire, et principalement ceux de *M. Bobœuf, qui, le premier, a produit à bon marché l'acide phénique découvert par Runge* et signalé tous les services que cette substance pouvait rendre à la thérapeutique et à l'hygiène, comme il le prouve dans le mémoire qu'il a adressé à l'Académie des sciences, le 5 août 1865, tous ces travaux tendent à démontrer que l'*acide phénique possède toutes les qualités réelles ou supposées des divers désinfectants, et même du chlore, sans en offrir les dangers.*

En effet, l'acide phénique ne donne lieu à aucun accident fâcheux que produit le chlore sur l'appareil respiratoire ; il a une action astringente et toxique sur tous les animaux inférieurs, et à ce qu'il paraît, il n'y a pas d'infusoires, d'animalcules qui résistent à cette action. Si, dans le choléra, comme beaucoup le prétendent avec raison, l'atmosphère est le véhicule de la contagion ; si les miasmes, les ferments épidémiques respirés avec l'air et transportés ou charriés dans les hardes et marchandises, sont les agents directs du fléau, quoi de plus rationnel que d'employer la substance qui détruit, neutralise ou repousse tous les éléments d'infection ? D'où cette conséquence, que la prophylaxie la plus efficace du choléra serait l'assainissement des lieux publics, des habitations particulières, des objets provenant d'un lieu infecté, des personnes même, à l'aide d'un agent énergiquement désinfectant, tel que l'acide phénique.

Seulement, l'acide phénique ou Phénol, quoique étant un des acides connus les plus faibles, puisqu'il est déplacé de ses combinaisons par l'acide carbonique, est cependant très-énergique quand il est en contact immédiat avec les tissus organiques, et peut, dans ce cas, produire certains désordres,

Aussi bien, conseillerons-nous, avec M. Bobœuf, de le remplacer dans ses applications par ses sels alcalins, le Phénol sodique ou phénate de soude, par exemple, qui, en solution plus ou moins étendue, suivant les circonstances, présente plus de facilité et nul danger dans son maniement, et donne, comme désinfectant, des résultats aussi satisfaisants que l'emploi de l'acide phénique pur.

Car tout fait supposer que cet acide, l'un des plus faibles, est déplacé par l'acide carbonique dans le phénate de soude soumis à l'influence de l'air. L'acide phénique, au fur et à mesure qu'il est libre, se répand dans l'atmosphère et y exerce une action désinfectante et salutaire.

Sous ce point de vue, le phénate de soude remplacerait avantageusement la poudre de sulfate de fer et de charbon, soit comme efficacité, soit comme facilité d'emploi. En effet, la poudre de fer et de charbon est efficace, il est vrai, pour empêcher la putréfaction des matières animalisées, mais elle est impuissante à détruire ou neutraliser les miasmes répandus dans l'air, tandis que l'acide phénique, résultant de la décomposition facile du phénate de soude, atteint le double but et d'arrêter la putréfaction et de détruire les gaz putrides répandus dans l'atmosphère.

Le phénate de soude ou Phénol sodique peut donc être considéré comme étant réellement à la fois antiputride et désinfectant.

Au reste, nous ne faisons ici que signaler des propriétés reconnues déjà au Phénol par l'Académie des sciences, qui, dans sa séance du 25 mars 1861, a accordé à M. Bobœuf un prix Montyon pour avoir constaté l'efficacité du *Phénol* pour la désinfection des matières putrides, etc.

Dans les temps calamiteux que nous traversons, il serait à désirer que l'on fît usage des solutions de phénate de soude pour l'assainissement des lieux publics, et que les diverses administrations locales en adoptassent l'emploi ; elles ne feraient en cela que suivre l'exemple donné par la préfecture de la Seine, qui, *depuis quatre ans, se sert du Phénol-Bobœuf* pour assainir ses établissements les plus insalubres, parmi lesquels nous citerons la Morgue.

Marseille, 1er octobre 1865. J. AUBIN, *pharmacien*.

N° 19.

2° Article sur le Phénol-Bobœuf par M. RAMBOSSON,

Rédacteur de la chronique scientifique du journal *la Gazette de France*,

Inséré dans le n° du *14 septembre 1866*.

Avenir de la Chimie : le Phénol-Bobœuf.

Lorsque l'on songe aux merveilleuses transformations que la chimie fait subir à la matière, on reste vraiment stupéfait ; les savants même qui sont habitués aux phénomènes les plus extraordinaires de la nature pressentent avec étonnement, en présence de certaines opérations, l'avenir qui peut s'ouvrir devant l'étude moléculaire des corps.

De grands penseurs croient à la possibilité de l'unité de substance pour tous les corps, c'est-à-dire que tous les corps pourraient être formés d'une seule et même substance ; il suffirait qu'ils différassent entre eux par la disposition des molécules d'une manière analogue à ce que nous offrent, par exemple, le charbon ordinaire et le diamant, pour présenter les phénomènes les plus divers.

Un grand nombre de faits viennent à l'appui de cette théorie, entre autres la doctrine des équivalents.

La possibilité de l'unité de substance matérielle une fois reçue, on serait presque obligé d'admettre que les alchimistes pouvaient avoir raison, qu'ils ne couraient pas après un rêve, et qu'il n'a peut-être tenu qu'à peu de chose pour que l'on vît sortir des merveilles de leurs fourneaux et de leurs alambics.

La question moléculaire des corps est pleine d'avenir, et celui qui soupçonnerait tout ce qu'il est possible d'obtenir de la matière, en agissant seulement sur ses molécules, redeviendrait peut être alchimiste.

Il est donc possible que la chimie arrive à produire à volonté l'or et les pierreries ; pour nous, ce n'est pas ce côté éblouissant qui nous captive le plus ; lorsque ce moment sera venu, elle aura sans doute aussi la puissance de multiplier les aliments du pauvre, les baumes qui soulagent toutes les douleurs, et de faire disparaître les germes pestilentiels qui portent si souvent le deuil dans la grande famille humaine.

Déjà nous pouvons constater de beaux succès, nous en avons un sous les yeux qui a d'autant plus nos sympathies que l'on pourrait l'appeler la PANACÉE POPULAIRE. Il présente un remède efficace et inoffensif, capable de guérir ou de soulager de suite *une foule d'infirmités ou d'affections légères en apparence,* et susceptibles souvent d'entraîner des complications fâcheuses. Nous voulons parler du PHÉNOL SODIQUE que M. Bobœuf est parvenu à extraire de la distillation de la houille, et pour lequel *l'Institut lui a décerné un prix Montyon.*

Cette substance, d'un *prix très-réduit,* qui la met à la portée de tous, est un *hémostatique* des plus puissants, un *antiseptique* des plus sûrs, un *désinfectant* des plus efficaces. La préfecture de la Seine fait usage depuis longtemps du Phénol-Bobœuf pour prévenir et *arrêter la putréfaction des cadavres* et *assainir les établissements* les plus insalubres, la Morgue et autres. Il repousse et *détruit les animalcules* et les *miasmes* qui jouent un rôle si considérable dans les épidémies de tout genre.

On peut jusqu'à un certain point se mettre à l'abri de la contagion ou conjurer ses dangers en versant du Phénol sodique sur le sol des appartements, sur les vêtements, dans l'eau destinée aux ablutions ou aux bains ; en buvant soir et matin un verre d'eau additionnée de *Phénol* dans la proportion de sept à huit grammes par litre. Cette même eau phénolée est excellente contre les catahrres. Le Phénol sodique enlève immédiatement *la douleur si vive* que causent les brulûres, prévient les cloches et les inflammations qui en sont la suite inévitable et *opère une guérison très-prompte*. Il peut de même rendre les plus grands services à l'art vétérinaire. C'est un de ces remèdes simples et efficaces qu'il est bon d'avoir toujours sous la main et que l'on est heureux de pouvoir faire connaître. RAMBOSSON.

TABLE DES MATIÈRES.

IMPRIMERIE CENTRALE DES CHEMINS DE FER. — A. CHAIX ET Cie, RUE BERGÈRE, 20, A PARIS. — 3954.